AF592492

HISTOIRE

ET DESCRIPTION

DE LA TAILLE LATÉRALE

SUIVANT

LA MÉTHODE PERFECTIONNÉE

DE W. CHESELDEN.

IMPRIMERIE DE MADAME HUZARD
(NÉE VALLAT LA CHAPELLE.)

HISTOIRE

ET DESCRIPTION

DE LA TAILLE LATÉRALE

SUIVANT

LA MÉTHODE PERFECTIONNÉE

DE W. CHESELDEN,

Avec une nouvelle Manière de pratiquer l'Opération, proposée par M. Thomson, M. D., Chirurgien de l'Hôpital Royal, Professeur au Collége Royal de Chirurgie, et de Chirurgie militaire en l'Université d'Edimbourg;

TRADUITE DE L'ANGLAIS PAR M. H. GUERIN, CHIRURGIEN INTERNE DE L'HÔTEL-DIEU :

SUIVIE

D'UNE NOUVELLE MÉTHODE

POUR LA TAILLE,

TROUVÉE PAR M. DUPUYTREN,

Chirurgien en chef de l'Hôtel-Dieu de Paris, Professeur de l'École, Inspecteur général de l'Université, etc., Chevalier de la Légion d'Honneur, Membre de l'Ordre de Saint-Michel de Franc[illegible] Saint-Waldimir de Russie, etc.

[illegible] A PARIS,

C[illegible] HUZARD, Imprimeur-Libraire, rue de l'Éperon-Saint-André-des-Arts, N°. 7;

Et chez GABON, Libraire, rue de l'École de Médecine.

1818.

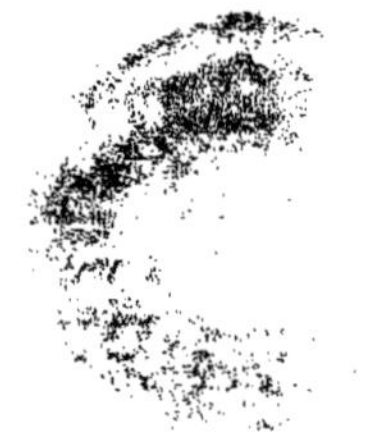

LETTRE DU TRADUCTEUR

A M. THOMSON.

Monsieur,

Tout ce qui regarde l'opération de la taille inspire un intérêt si vif, que l'on résiste à peine au désir de lire même les mauvais ouvrages qui traitent de cet objet : on veut tout voir, on ne veut rien ignorer sur cette matière ; sans doute parce que les méthodes regardées comme les plus heureuses laissent encore quelque chose à souhaiter, et que l'on a l'espoir d'en découvrir une plus parfaite dans les ouvrages des autres, si l'on n'a pas la prétention de la trouver soi-même... Je ne songeais guère à inventer ; mais je pensais à m'instruire de plus en plus dans l'art que vous professez, lorsque je connus le petit ouvrage que vous publiâtes en Angleterre il y a quelques années. Un de vos élèves, M. le docteur Walker, pour mieux comparer sur ce point votre chirurgie et la nôtre, l'avait apporté avec lui d'Edimbourg. Je le lus, et je fus frappé de ce qu'il me parut contenir de bon ; mais en même temps je me demandai comment une méthode qui semblait offrir de grands avantages, avait pu rester ignorée en France, où l'on recherche avec tant d'empressement ce qui est utile et bon....... En lisant dans une de vos notes que la plupart des auteurs français décrivent la seconde méthode de Cheselden pour sa troisième, et qu'ils parlent de l'une en s'imaginant parler de l'autre ; j'eus de la peine à vous en croire ; pardonnez-le moi. Je voulus m'assurer par moi-même d'un fait que je trouvais extraordinaire, et persuadé que si je ne me rappelais rien de contraire à vos notes, c'était que j'avais mal lu ou lu trop peu, je me mis à feuilleter de nouveau nos auteurs. Or, voici de mon côté ce qu'il m'a semblé : Depuis l'ouvrage de Morand, on n'a décrit que la seconde méthode de Cheselden, c'est-à-dire, qu'une méthode à laquelle Cheselden avait renoncé dans sa pratique ; les auteurs, en parlant de la taille latérale, se sont successivement copiés, et chacun ne fait que répéter en d'autres termes peut-être ce que l'on avait dit avant lui. Tous décrivent la même opération ; personne ne parle de la troisième méthode de Cheselden, ou du moins n'en parle avec exactitude. Celui-ci appelle sa seconde méthode la méthode latérale par excellence, *quoique Cheselden l'eût abandonnée lui-même. Celui-là parle de sa troisième méthode comme d'une modification peu heureuse de la seconde;* c'est une correction plus difficile dans son exécution que la méthode même, *etc. dit cet auteur, quoique Cheselden l'eût trouvée préférable à celle que nous suivons aujourd'hui en France. L'un nomme Cheselden sans avoir, à ce qu'il paraît, consulté son ouvrage; l'autre cite Sharp et Douglas sans les avoir entendus, et donne un sens forcé à des expressions extrêmement claires, en entendant d'une manière d'opérer ce qui est dit d'une autre : ce qu'il indique d'ailleurs n'est pas, je pense, ce que faisait Cheselden... Au reste, parmi ceux de vos auteurs que nous avons en France, Sharp est le seul qui me semble parler de l'opération de Cheselden d'une manière satisfaisante. Ce sont ces motifs, Monsieur, qui m'ont engagé à traduire votre ouvrage. Je n'avais d'abord songé à le faire que pour ma propre satisfaction; mais, plus tard, pensant qu'une méthode dont Cheselden avait obtenu tant de succès, et que vous préférez à toute autre, pourrait être accueillie par nos praticiens, je me suis décidé à la faire connaître en publiant mon ouvrage. Vous serez peut-être étonné de ne pas le trouver en tout semblable à l'original; mais je vous prie d'observer que la différence des deux langues et l'esprit particulier des deux peuples rendaient peut-être indispensables les légers changemens que je me suis permis. Je n'ai pas conservé les titres; il eût été difficile de les faire passer dans notre langue. J'ai retranché quelques phrases relatives à des ouvrages et à des auteurs que nous connaissons trop bien, ou que nous connaissons trop peu; j'en ai supprimé d'autres où l'on répète ce que l'on a déjà dit; mais le texte n'en souffre aucune altération, je puis l'assurer, et c'est, j'espère, Monsieur, ce que vous reconnaîtrez vous-même. Parmi les observations que vous avez ajoutées à votre ouvrage, j'en ai traduit quatre; mais j'ai entièrement négligé les critiques de M. Bell; c'eût été un objet sans intérêt pour le public, et dans ma traduction une partie sans valeur : ainsi périssent toutes les querelles suscitées par l'envie et la malignité.*

En me constituant l'interprète de Cheselden et le vôtre, je n'ai point imité ceux qui, se piquant d'une exactitude mal entendue et croyant rendre service à leurs auteurs, en exprimant les pensées dans un mot à mot servile ; j'ai cherché à parler comme Cheselden l'eût fait, ou comme vous l'eussiez fait vous-même si vous eussiez écrit en français; et peut-être trouverez-vous que ma traduction a au moins le mérite de la clarté et de l'exactitude, quoique pour l'expression je m'éloigne quelquefois de l'original. Je n'ai pas conservé à Douglas le caractère de simplicité ou même de négligence qui lui est propre, il a un peu changé de physionomie ; mais qu'importe dans un ouvrage où il ne s'agit que de choses et de faits : je pense, au reste, qu'il n'y perd rien.

Je ne me permets point d'exprimer mon opinion personnelle sur la méthode de Cheselden, ni sur le procédé par lequel vous avez ajouté de nouveaux avantages à ceux qu'elle offrait déjà ; c'est aux maîtres de l'art à faire essai de l'un et de l'autre, et à prononcer : mais le jugement de Cheselden et le vôtre, les succès de Cheselden et ceux que vous en avez obtenus vous-même, le raisonnement et l'expérience, tout semble autoriser à offrir votre ouvrage au public avec une sorte de confiance, et à pen-

ser qu'il sera accueilli en France aussi volontiers qu'il l'a été en Angleterre. Il a déjà été lu avec intérêt par un homme de qui l'opinion est d'un grand poids parmi nous, et dont le suffrage pourrait en entraîner beaucoup d'autres... Mais je ne veux que fixer davantage, sur la méthode de Cheselden, l'attention des chirurgiens français, et vous devez abandonner à d'autres les succès peu durables que procure une recommandation étrangère. Si l'on fondait sa gloire sur cette base fragile, ou la verrait bientôt s'évanouir; et, en France comme en Angleterre, sans doute, les hommes et les choses ne peuvent avoir de titres à l'estime que leur propre valeur.

Si la méthode de Cheselden, réunissant en effet tous les avantages qu'elle semble offrir, est aussi adoptée parmi nous, que ne vous devra-t-on point, Monsieur? Vous aurez fait pour Cheselden ce que Cheselden fit pour notre Frère-Jacques; et en reproduisant une méthode tombée dans l'oubli, vous vous serez associé à la gloire de celui qui l'inventa.

C'est pour vous témoigner dès à présent ma reconnaissance particulière, que j'ai pensé à joindre à ma traduction quelque chose en échange de ce que vous nous avez appris, et que j'ai sollicité de M. Dupuytren la faveur de publier une méthode qui lui est propre : vous la trouverez à la fin de votre ouvrage... Vous y trouverez aussi quelques observations qu'il a bien voulu me communiquer, et que j'ai mises sous les yeux du lecteur. Par-là, vous verrez que la méthode de M. Dupuytren n'est pas non plus le produit de l'imagination, ou une conception purement théorique, mais qu'elle est, comme celle de Cheselden, déjà confirmée par l'expérience.

Pour la lithotomie, tout semblait fait; on l'avait cru depuis long-temps : nous n'avions plus, disait-on, qu'à profiter des idées des autres, et de ce côté la carrière devait être désormais fermée au génie....... On s'était trompé, l'ouvrage que j'offre au public en est une double preuve; et en cela, comme en beaucoup d'autres points, il restait encore quelque chose à trouver pour la perfection de l'art.

Frère-Jacques avait inventé une manière de pratiquer la taille latérale; plus tard, Cheselden en découvrit une autre : vous avez, il y a peu de temps, fait connaître un nouveau procédé; aujourd'hui, M. Dupuytren publie une nouvelle méthode, et peut-être enfin il ne reste plus rien à désirer pour l'opération de la taille. . . . . Ainsi la France et l'Angleterre, toujours rivales, semblent se disputer l'honneur d'ajouter sans cesse à nos richesses par de nouvelles découvertes, et l'on travaille de part et d'autre avec une ardeur égale à la gloire nationale.

H. G.

PRÉFACE DE L'ÉDITEUR

(M. THOMSON).

Je me suis décidé à publier l'histoire de la méthode perfectionnée de Cheselden pour l'opération de la taille, en voyant que l'opération de ce grand homme, autrefois si justement regardé comme l'orgueil de la chirurgie anglaise, n'est plus aujourd'hui qu'imparfaitement connue. Je n'ai trouvé que peu de chirurgiens qui en eussent vu la description originale; et parmi ceux qui ont cherché à l'exposer dans leurs ouvrages, quelques-uns décrivent une opération que Cheselden lui-même avait abandonnée, pendant que d'autres, en rendant compte de sa méthode perfectionnée, omettent des circonstances auxquelles ce grand chirurgien accordait une attention minutieuse dans la pratique de l'opération, et qu'il regardait comme essentiellement nécessaires pour en assurer le succès.

Quelles furent les raisons qui engagèrent les chirurgiens anglais à abandonner dans leur pratique la manière suivant laquelle Cheselden divisait le col de la vessie et la glande prostate, on ne peut le décider maintenant avec certitude; mais en comparant avec soin sa méthode aux prétendues améliorations qui ont été depuis suggérées, on ne manquera pas de se convaincre, je pense, avec un esprit impartial, que l'opération de Cheselden reste encore sans rivale, et pour la simplicité de l'invention, et pour la facilité, la sûreté avec laquelle on peut la pratiquer.

Il paraîtra peut-être étrange, d'après cela, qu'en offrant de nouveau au public un ouvrage dont l'objet est de la faire connaître, je songe à y joindre une nouvelle manière dont je propose de faire l'opération de la taille : je n'ose pas prétendre avoir perfectionné l'opération de Cheselden par le procédé que je propose; cependant, si on en fait l'essai, on le trouvera, j'espère, exposé à moins d'inconvéniens que tous ceux où l'on se sert des gorgerets tranchans aujourd'hui en usage; mais il pourrait, à certains égards, sembler une modification d'une méthode décrite pour la première fois par Le Dran, en 1742; pour que l'on puisse juger d'un seul coup d'œil en quoi il lui ressemble, et par quoi il en diffère, j'ai mis sous les yeux du lecteur un exposé de l'opération de Le Dran, d'après ses propres termes.

C'est de cette manière seulement que les auteurs, après leur mort au moins, peuvent espérer de voir leurs opinions établies telles qu'elles sont en effet. L'histoire de notre art, et particulièrement celle de la lithotomie, ne le prouve que trop. Parmi les diverses méthodes de tailler, proposées par ceux qui, depuis Cheselden, ont inutilement travaillé à perfectionner son opération, celle de Le Dran me paraît être vraiment la plus simple et la plus sûre dans son exécution: cependant elle n'a obtenu que peu d'attention, si même elle en a obtenu quelqu'une de la part de ceux qui ont décrit ou pratiqué l'opération de la taille ; j'excepte de ce nombre M. Deschamps. Le procédé que je propose aura peut-être la même destinée ; mais qu'importe, si l'ouvrage que j'offre aujourd'hui au public peut contribuer à faire connaître exactement la méthode perfectionnée de Cheselden, et à rappeler sur elle l'attention des chirurgiens anglais.

Pour mettre le lecteur à même de juger de suite par quels degrés différens Cheselden a été conduit à adopter cette méthode, et pour en rendre l'histoire aussi complète qu'elle peut l'être, j'ai réuni et rangé, suivant l'ordre des dates, toutes les pièces originales que j'ai trouvées dans notre langue, propres à faire connaître quelle part Cheselden a eue aux progrès et à l'amélioration de la taille par l'appareil latéral.

Si l'on trouve insuffisant ce que contient cet ouvrage, relativement aux parties intéressées dans cette opération, et que l'on en veuille avoir une connaissance plus particulière, les dessins et la description de ces parties, donnés dans le second livre des *Démonstrationes anatomico-pathologicæ* de Camper, offriront d'amples détails à cet égard. Ce grand anatomiste, ce peintre habile, a eu le mérite d'introduire dans cette branche particulière de l'anatomie un degré d'exactitude et de précision dont le sujet semblait à peine susceptible. On pourra copier ou imiter ses vues; mais sans doute on ne le surpassera jamais.

NOTICE SUR CHESELDEN

ET

SA MÉTHODE PERFECTIONNÉE.

CHESELDEN (Guillaume) était de Somerby, dans le comté de Leicester, où il naquit en 1688. Il étudia l'anatomie sous le célèbre Cowper, et la chirurgie sous Fern, chirurgien de l'hôpital Saint-Thomas à Londres. Les progrès qu'il fit sous ces maîtres, et les preuves qu'il donna de son habileté dans toutes les parties de l'art important qu'il exerçait, lui méritèrent des places qu'il honora autant qu'elles l'honorèrent lui-même. La reine d'Angleterre le nomma son premier chirurgien; il le fut aussi de l'hôpital Saint-Thomas. La Société royale de Londres l'admit au nombre de ses membres, et il entra comme associé étranger dans l'Académie de chirurgie de Paris, où il prit séance le 16 septembre 1732, pendant le voyage qu'il fit en France cette année-là. Il s'était borné à l'emploi de chirurgien major de son hôpital, lorsqu'il fut affligé de paralysie. On le croyait presque entièrement rétabli, quand, au bout de trois mois, il eut une attaque d'apoplexie qui l'enleva de ce monde le 12 avril 1752, à l'âge de soixante-quatre ans.

Cheselden a joui de la plus haute réputation en Angleterre, et il a laissé, en chirurgie, un nom célèbre que ses ouvrages feront passer à la postérité (1). Il commença à démontrer l'anatomie à l'âge de vingt-deux ans, et l'année suivante, c'est-à-dire en 1711, il donna un catalogue anatomique de toutes les parties du corps humain. En 1713, il publia un traité d'anatomie sous le titre de *Anatomy of the human body*, dont il y eut depuis six éditions, successivement imprimées à Londres.

Les succès de Jean Douglas dans la taille au haut appareil, l'ayant porté à suivre cette méthode, il en publia un traité à Londres en 1723, sous le titre de *Treatise on the high operation of the stone*.

Les expériences de la taille au haut appareil réussirent à Cheselden; mais comme il avait en même temps éprouvé de la difficulté à guérir la plaie faite au fond de la vessie, etc., il abandonna bientôt la méthode qu'il avait adoptée, et suivit celle de Rau, qu'il corrigea. Elle lui valut une réputation fondée sur des succès presque constans; et ce fût pour en être témoin que le célèbre Morand fit le voyage d'Angleterre. (Voyez le *Dict. histor. de la Méd.*, par J. Eloy.)

Il en rapporta la seconde méthode de Cheselden, ou plutôt celle que Frère-Jacques avait trouvée en France vingt-quatre ans auparavant, et qui y était tombée dans l'oubli; c'était cette méthode que Cheselden suivait alors, et qui est encore aujourd'hui généralement pratiquée parmi nous. Ce-

(1) L'Angleterre, dit Le Dran, a produit plusieurs grands hommes à qui les sciencse et les arts ont de grandes obligations. Je ne crains pas que la nation me désavoue quand je mets dans ce nombre Cheselden, célèbre chirurgien à Londres, noble émule de ceux qui se sont signalés dans la chirurgie, etc., etc.

(Et M. Deschamps), à Cheselden est due la gloire d'avoir exécuté ce que Mery n'avait fait qu'entrevoir, et par-là il s'est acquis des droits à la reconnaissance de la postérité, etc.

pendant il ne tarda point à l'abandonner pour lui en préférer une troisième, qu'il découvrit plus tard, et qui fut appelée sa méthode perfectionnée. C'est celle-ci qu'il adopta définitivement dans sa pratique, dont il obtint de si grands succès, qui a ensuite été négligée, et sur laquelle M. Thomson veut rappeler l'attention des gens de l'art. (On la trouve exposée par Cheselden lui-même dans le petit ouvrage qu'il publia en 1730, sous le titre de *Short historical account of cutting for the stone ;* on peut aussi consulter Sharp et Douglas.

Il la pratiqua successivement de deux manières : 1°. En commençant par l'urètre pour finir par la prostate et le col de la vessie ; 2°. en commençant par la vessie et la prostate pour finir par l'urètre, c'est-à-dire, absolument en sens inverse.

Quand Cheselden eut abandonné sa seconde méthode et trouvé sa troisième, il pratiqua d'abord celle-ci suivant la première des deux manières indiquées plus haut. (Voyez le *Short*, etc.). Il adopta ensuite la seconde (voyez l'*Appendix* de Douglas, etc.) ; mais plus tard il revint à la première, et dès-lors il n'en eut plus d'autres.

Cette distinction de deux procédés pour la troisième méthode est indispensable ; sans elle il est impossible de concilier Sharp, Douglas et Cheselden. On ne peut les entendre, on commet des méprises, des contre-sens ; et c'est en effet ce qui est arrivé à ceux qui, sans l'établir ou la connaître, ont voulu parler de l'opération de Cheselden et la juger.

H. G.

HISTOIRE
ET DESCRIPTION
DE LA TAILLE LATÉRALE
SUIVANT
LA MÉTHODE PERFECTIONNÉE
DE W. CHESELDEN.

INTRODUCTION

Et progrès de cette Méthode à Londres.

PREMIÈRE MÉTHODE;

PAR LE D. DOUGLAS.

(Londres, 1726.)

PLUSIEURS exposés de la méthode suivant laquelle le professeur Rau faisait l'opération de la taille, ont été publiés; un plus grand nombre encore ont été distribués secrètement par ceux qui prétendent l'avoir vu tailler; mais tous sont également imparfaits et remplis d'erreurs; et si la méthode de ce grand homme n'a pas été perdue pour toujours, c'est entièrement aux soins du savant Albinus que nous en sommes redevables.

Aussitôt que son ouvrage eut été publié à Leyden, il m'en envoya à Londres un exemplaire, ainsi qu'à plusieurs autres de ses amis; et à la séance de la Société royale qui suivit, je crus convenable de soumettre à ses membres un extrait en anglais de la partie de cet ouvrage relative à la méthode de Rau, pour l'opération de la taille, en même temps que plusieurs préparations dont je démontrai et décrivis les parties qu'elle intéresse.

Je possédais ces pièces depuis plusieurs années; elles font partie d'une collection complète que j'ai formée, et à l'aide de laquelle on voit on ne peut plus clairement toutes les manières dont il est possible de pénétrer dans la vessie de l'homme, à dessein d'en extraire une pierre, et on détermine avec on ne peut plus de certitude les avantages et les inconvéniens de chacune d'elles, en tant qu'ils dépendent de la structure des parties.

Qu'une de ces manières fût celle du professeur Rau, je le pensai toujours, long-temps même avant d'avoir entendu parler en rien de sa vraie méthode, ou de celle de Frère-Jacques dont elle est prise; et mes pièces anatomiques peuvent vraiment servir à se diriger dans tous les temps de l'opération et à déterminer les parties qu'on doit intéresser ou ménager, aussi complétement que si j'eusse eu sous les yeux l'ouvrage d'Albinus, quand je m'en occupai. L'étude de pièces de ce genre, lorsqu'on ne peut avoir de sujets frais, cas où, ce que tout le monde doit savoir, on ne se trouve que trop souvent chez nous, est d'ailleurs, j'ose le dire, le moyen le plus sûr et le plus aisé de se mettre à même d'entendre et de tirer un parti convenable de ce qui a été écrit au sujet de la lithotomie, partie de notre art qui, depuis quelque temps, a fait tant de bruit dans le monde médical.

Mais après cette courte digression, je reviens à mon sujet. — Si j'en puis juger par l'événement, ce que j'offris alors à la Société royale ne fut point jugé, par plusieurs des membres de cet honorable corps, comme un objet indigne de leur attention. En effet, plusieurs médecins, plusieurs chirurgiens recommandables, ayant lu attentivement l'ouvrage d'Albinus, songèrent dès-lors à introduire parmi nous la pratique de l'opération: et c'est bien volontiers que je saisis cette occasion de rendre justice au docteur Bamber et à M. Cheselden, en déclarant publiquement que lorsqu'à la saison suivante, ce fut leur tour d'opérer dans les deux grands hôpitaux de cette ville, bientôt par leur ardeur, leur application, leur habileté, et en suivant chacun leur génie particulier, ils surent pratiquer en maîtres, et d'après la vraie méthode, une opération qu'ils se crurent autorisés, en consultant toutes les raisons que la théorie peut fournir, à préférer même à celle par le haut appareil, qui, depuis un temps considérable, était si heureuse entre leurs mains. En assistant à la plupart de leurs expériences sur le cadavre, j'avais été plus d'une fois témoin de leurs efforts; je vis leur succès avec la plus vive satisfaction.

Le 7 du mois d'août dernier, le docteur Bamber, pour la première fois, en fit l'essai sur le vivant à l'hôpital Saint-Barthélemy, et depuis ce temps il l'a plusieurs fois répétée. Dans toutes ses opérations, il a cru convenable de suivre dans tous ses points la méthode de Rau, si ce n'est qu'il remplissait modérément d'eau la vessie; et comme son adresse et son habileté dans toutes les opérations qu'il pratique sont d'ailleurs suffisamment connues, j'ajoute seulement que si l'on en peut juger par le nombre des malades qu'il a taillés, ses succès dès à présent égalent au moins ceux de M. Rau.

M. Cheselden commença à tailler à l'hôpital Saint-Thomas, quelques jours après le docteur Bamber; mais comme il a cru devoir faire éprouver à la méthode du professeur Rau des modifications considérables, on me permettra d'insister un peu plus sur son opération.

M. Cheselden, dans la préface de son Traité sur l'opération de la taille par le haut appareil, publié en 1723, a exposé la méthode de Rau, d'après ce qu'il en avait appris de ceux qui avaient été ses élèves, et qui l'avaient vu plusieurs fois opérer : mais ces données étaient vraiment tout-à-fait incomplètes et imparfaites; cependant, telles qu'elles étaient, elles lui firent concevoir une idée assez favorable de cette méthode pour qu'il la crût préférable, soit à celle de Celse, soit à celle de Marianus; mais en même temps il pensa qu'elle vaudrait mieux encore, si la vessie était d'abord remplie d'eau.

Le dernier traité d'Albinus a donné occasion à cet ingénieux et habile chirurgien de faire de toute cette matière un examen d'où résultât plus de clarté, plus de certitude qu'auparavant; et le fruit de ses peines a été non-seulement de le confirmer dans l'opinion favorable qu'il avait d'abord conçue de cette méthode, mais encore de la porter à un point de perfection, tel qu'il la regarde comme préférable à toutes celles qui ont jamais été inventées.

Elle doit être considérée comme une modification heureuse de celle que Frère-Jacques tenta le premier. Je la décrirai comme je l'ai vue faire : que si dans ce que je vais dire, de cette méthode perfectionnée avec tant de bonheur, il m'échappe des erreurs, si j'omets quelque circonstance importante, je désire que ce soit un motif qui engage son auteur à rectifier, à compléter mon ouvrage, en nous rendant le service de publier lui-même un exposé plus exact et plus complet de sa propre opération.

La table sur laquelle on place le malade est plus haute à l'extrémité sur laquelle ses fesses reposent, et au moyen d'un oreiller placé sous lui en cet endroit, et d'un autre mis sous sa tête, lorsqu'il est couché sur le dos, le ventre se trouve plus bas que tout le reste du corps.

Ses fesses sont placées sur le bord de la table; ses genoux écartés l'un de l'autre et fléchis autant qu'ils peuvent l'être; ses poignets et ses chevilles du pied attachés ensemble. Trois aides le maintiennent dans cette position, un à chaque jambe, le troisième à la tête. Ce dernier presse avec ses deux mains sur les épaules du malade, pour l'empêcher de se retirer en arrière en s'éloignant de l'opérateur.

Le malade étant apporté de son lit en robe de chambre et placé dans cette situation, l'opérateur introduit par l'urètre dans la vessie un cathéter en acier, cannelé et creux, et à l'aide d'une seringue montée avec un uretère de bœuf, il y injecte autant d'eau tiède que le malade peut le supporter sans douleur, comme dans l'opération par le haut appareil. Chez un malade âgé d'environ dix-huit ans, qui avait une pierre pesant six onces un quart, M. Cheselden injecta sept onces d'eau; mais il pense que la quantité peut toujours être déterminée par les plaintes du malade, et sans observer aucune autre régle à cet égard.

Quand l'eau est injectée et qu'il a pris les moyens de l'empêcher de couler au-dehors, en liant autour du pénis un morceau de flanelle, il donne à tenir l'extrémité du cathéter à un aide intelligent, dont le soin principal est de l'empêcher de sortir, et non d'en diriger en aucune façon la cannelure vers l'endroit où l'incision doit être faite. Nous verrons bientôt pourquoi.

L'opérateur s'asseyant alors sur une chaise

d'une hauteur proportionnée à celle de la table sur laquelle le malade est placé, prend un couteau aigu convexe sur le tranchant, et commençant environ un pouce au-dessus de l'anus, sur le côté gauche du raphé entre l'accélérateur de l'urine (ou constricteur de l'urètre suivant le nom que je donne à ce muscle) et l'érecteur de la verge, il incise en bas sur les côtés du sphincter de l'anus et un peu obliquement en dehors, suivant sa direction, dans l'étendue de deux pouces et demi à quatre pouces eu égard à l'âge du malade, au développement et à la structure des parties. Cette première incision, il la fait toute, autant que possible, d'un seul coup, de manière à inciser en même temps la peau, le tissu cellulaire graisseux, la totalité ou une partie du releveur de l'anus qui se trouve dans ce trajet.

Cela étant fait, il porte aussitôt l'index de la main gauche dans le milieu de la plaie, pour écarter le rectum, qui par-là est moins en danger d'être blessé; il prend de l'autre main un couteau courbe dont le tranchant répond au bord concave; il le dirige sur son doigt, au travers de la plaie, et en enfonce la pointe dans la vessie, entre la vésicule séminale et l'os ischion du même côté; alors abaissant la main, il prolonge en haut cette seconde incision, jusqu'à ce que la pointe du couteau vienne sortir à la partie supérieure de la première.

Quand l'incision est faite, il porte l'indicateur de la main gauche au travers de la plaie dans la cavité de la vessie; après avoir senti et fixé la pierre, il introduit sur son doigt les tenettes, et cherche à en bien saisir la pierre; alors il retire son doigt, et prenant les tenettes des deux mains, il extrait la pierre avec plus ou moins de facilité, suivant son volume, ou la largeur de la plaie qu'il a faite.

S'il y a plusieurs pierres, il recherche avec le doigt celles qui restent, introduit ses pinces, et les extrait de la même manière.

Pendant tout le temps de l'opération, le cathéter reste dans la vessie, et toute l'attention de l'aide qui en est chargé consiste, comme on l'a déjà dit, à l'empêcher de sortir. M. Cheselden pense que par-là la vessie est déprimée de manière à faciliter suffisamment l'introduction des pinces sur le doigt, sans aucun autre moyen pour les dirriger; et la cavité de l'organe étant remplie d'eau, on peut se passer du secours d'une cannelure; on n'est pas non plus exposé à saisir le cathéter avec les pinces, quand une fois dans la vessie elles sont maniées convenablement.

Dans cette méthode opératoire, il n'y a de

coupées qu'une ou deux branches artérielles qui puissent exposer au danger d'une hémorragie, encore celle-ci n'a-t-elle pas toujours lieu; cependant si, après que la plaie est bien nettoyée à l'aide d'une éponge humectée, une certaine quantité de sang coule encore, il lie de suite les vaisseaux, et des plumasseaux de charpie sèche et autres pièces d'appareil convenables ayant été appliqués, le malade est reporté dans son lit.

Telle est exactement la méthode de Cheselden en pratiquant l'opération de la taille; et quand il n'arrive pas d'accident, ce qu'il est impossible de prévoir, il s'écoule rarement plus d'une minute (quelquefois moins) entre l'instant de la première incision et celui de l'extraction de la pierre.

Il est cependant des cas dans lesquels il croit devoir modifier en quelques points sa méthode; ces cas, si je ne me trompe, sont les suivans :

1°. Lorsqu'après avoir saisi la pierre, il juge à la force qu'il emploie pour la retirer, ou à d'autres signes, qu'elle a beaucoup de volume, au lieu d'exposer le malade au danger et aux douleurs d'une dilacération violente des parties, il agrandit la plaie par une nouvelle incision, en se servant d'une paire de ciseaux, s'il la pratique par la partie supérieure de la première, ou de son couteau, s'il la pratique par sa partie inférieure.

2°. Si, après que la seconde incision est faite, il s'aperçoit, en cherchant à introduire le doigt dans la vessie, que le cathéter a glissé dans la plaie, ce qui arrive quelquefois par les efforts du malade ou autrement, alors il retire son doigt et engage à sa place, dans la cannelure du cathéter, un gorgeret, sur lequel il introduit les pinces à lamanière ordinaire. Ce n'est que dans la crainte de cet accident, qu'il préfère un cathéter cannelé à un cathéter entièrement rond, tel que l'employait Frère-Jacques.

3°. Lorsque l'aide qui tient le cathéter lui fait présumer que celui-ci a été saisi par les pinces au lieu de la pierre (ce qui est rare, selon M. Cheselden, mais ce qui peut arriver), il le fait aussitôt retirer, et cherche alors à saisir et à extraire la pierre en se passant de l'avantage qu'il trouverait dans la dépression de la vessie, s'il était obligé d'introduire plus d'une fois les tenettes.

4°. Quand, à raison du peu de volume ou de la situation de la pierre, il trouve qu'il est plus aisé ou plus sûr de le faire, il porte son doigt dans l'anus, et poussant la pierre vers l'orifice de la plaie, il la retire avec l'autre main, sans employer aucune espèce de pinces.

Enfin, s'il reconnaît au toucher ou à la résistance qu'il éprouve, qu'il existe quelque constriction dépendant de l'urétère ou des parois de la vessie, il cherche, en introduisant le doigt dans l'anus, ou de toute autre manière convenable, à rapprocher ces parties de l'orifice de la plaie; il détruit, en les incisant, l'espèce de sphincter qu'elles formaient, et la pierre ainsi dégagée est extraite avec la plus grande facilité.

Comme j'ai décrit la nouvelle méthode à-peu-près dans l'ordre qu'a suivi Albinus pour celle de M. Rau, le lecteur verra sans peine les additions, les modifications qui appartiennent à M. Cheselden, et jusqu'à quel point il l'a perfectionnée. Je ne les comparerai donc point entre elles, ce serait entrer dans des détails tout-à-fait superflus. M. Cheselden jusqu'ici n'a taillé de cette manière, je pense, que sept malades; mais quiconque a entendu parler des succès étonnans de son opération de la taille par le haut appareil, croira volontiers à ceux d'une méthode dont les premiers essais ont eu lieu avec un bonheur égal, sinon supérieur, à tout ce qu'il pouvait se vanter d'avoir obtenu de la première.

Pour finir, si ce n'était peut-être dépasser les bornes que je me suis prescrites à moi-même dans un ouvrage où je n'ai voulu que rapporter et comparer entre eux les faits sans émettre mon propre jugement, j'ajouterais que, selon moi, il ne manque à la méthode suivant laquelle M. Cheselden pratique l'opération latérale, pour avoir toute la perfection dont elle est susceptible, que l'emploi de pinces recourbées, dans certaines occasions. En effet, j'ai fréquemment remarqué dans nos deux hôpitaux, que la pierre est extraite avec beaucoup plus de facilité, quand elle se trouve du côté de la vessie où l'incision a été faite, que lorsqu'elle est placée de l'autre, sur-tout si l'enfoncement qui existe de ce côté offre une profondeur et une largeur contre nature, comme il arrive quelquefois. Lors donc que ce cas se présente, je pense que si les pinces étaient un peu recourbées, la pierre serait saisie avec moins de difficultés qu'avec celles dont on s'est servi jusqu'à présent : il est vrai que les pinces recourbées auront moins de force; mais la différence, sous ce rapport, se trouvera plus que compensée par la facilité à charger la pierre; et c'est en cela, plus que dans la force nécessaire pour l'extraire, lorsqu'elle est saisie, que l'inconvénient dont je parle semble consister.

Note de l'Éditeur.

La manière de tailler dont on vient de voir la description, n'ayant point été trouvée à de nouvelles épreuves aussi heureuse qu'on l'avait crue, fut bientôt abandonnée, et remplacée par une autre, dont M. Cheselden donna lui-même une courte description en 1730. Mais cette seconde manière de tailler, quoique trouvée dans la pratique beaucoup plus heureuse que la première, paraît cependant avoir été elle-même très-promptement abandonnée; car, en 1731, le docteur Douglas publia l'exposé d'une troisième manière, qu'il appela méthode perfectionnée de M. Cheselden, pour l'opération de la taille. Il est important de remarquer que c'est la seconde méthode de tailler de M. Cheselden qui se trouve décrite dans les opuscules de chirurgie de M. Morand, lequel fut envoyé au nom et aux frais de l'Académie royale des sciences de Paris, pour apprendre de M. Cheselden lui-même sa manière d'opérer de la taille. Aussi la plupart des auteurs français décrivent-ils, d'après M. Morand, la seconde et non la troisième opération de M. Cheselden, comme celle qu'il inventa et qui porte son nom. Mais M. Cheselden, depuis 1730, n'ayant plus parlé que de sa troisième manière de tailler, on peut présumer qu'il ne revint jamais à la seconde.

SECONDE MÉTHODE
DE CHESELDEN,
EXPOSÉE PAR LUI-MÊME.

(Londres, 1730.)

Voici la manière dont j'opère :

J'attache le malade comme pour le grand appareil; mais je le place sur une couverture ployée en plusieurs doubles sur une table horizontale, haute de trois pieds ou un peu plus, et la tête seulement relevée. Je fais d'abord une incision aussi longue que je puis, en commençant près de l'endroit où l'ancienne opération finit, puis en dirigeant l'instrument en bas, entre le muscle accélérateur de l'urine et l'érecteur de la verge, et sur les côtés de l'intestin rectum ; je cherche alors la sonde à l'aide du doigt, et incise sur elle la prostate dans toute sa longueur, pour pénétrer directement dans la vessie, pendant que je déprime l'intestin avec un ou deux doigts de la main gauche... Pour le reste, on opère comme dans la première méthode ; mais souvent de petits vaisseaux étant coupés, j'en fais toujours la ligature à l'aide d'une aiguille courbe.

TROISIÈME MÉTHODE,

OU

MÉTHODE PERFECTIONNÉE

DE CHESELDEN;

PAR LE D. DOUGLAS.

(Londres, 1731.)

AVANT-PROPOS.

Peut-être quelques personnes blâmeront comme ennuyeuse la longueur des descriptions suivantes, et comme inutile la répétition de beaucoup de particularités qui peuvent se trouver dans presque tous les ouvrages de lithotomie, parce qu'elles sont communes à l'opération de M. Cheselden, et aux autres méthodes de tailler; mais je prie le lecteur d'observer que ces longs détails étaient inévitables en suivant le plan que j'ai adopté. Les succès extraordinaires de la nouvelle méthode de M. Cheselden ne devinrent pas seulement ici le sujet de toutes les conversations, ils excitèrent l'attention des chirurgiens étrangers, de ceux de Paris sur-tout; et l'un d'eux, M. Morand, habile lithotomiste, membre de l'Academie royale des sciences, vint à Londres pour voir opérer M. Cheselden. Depuis ce temps, ils se sont efforcés d'introduire à Paris l'usage de cette méthode; plusieurs exposés de la manière dont elle se pratique ont même été publiés, et j'en ai vu trois à quatre; mais tous sont également incomplets, quoiqu'ils contiennent plusieurs des parties essentielles de l'opération : il est inutile de dire pourquoi, on le devine aisément. Pour l'honneur de la chirurgie anglaise et de l'opération elle-même, quelque part où elle soit pratiquée par la suite, je me suis donc décidé à donner une fois pour tout une description complète de la méthode suivant laquelle M. Cheselden y procède, sans distinguer ce qu'elle a de commun avec les autres, ou ce qu'il a conservé de sa première méthode d'avec ce qu'il a cru convenable d'ajouter à celle-ci.

Et si j'en puis juger par la manière dont on en a rendu compte jusqu'à présent, ces détails ne seront pas inutiles aux chirurgiens même de Paris, quoiqu'ils aient les meilleures occasions du monde de faire les expériences nécessaires pour toutes les opérations; mais ils devront servir sur-tout aux autres chirurgiens, soit d'ici, soit d'ailleurs, qui n'ont pas les mêmes avantages, ou qui ne les ont que rarement. De plus, si à un examen superficiel de ma description, beaucoup de choses semblent au premier coup d'œil n'être dans cette nouvelle méthode que ce qu'elles sont dans les autres; en les comparant entre elles avec plus d'attention, on trouvera, je pense, que dans presque tous les points de l'opération, aussi bien que du mode de traitement, M. Cheselden a ajouté quelque chose qui lui est propre, et que l'on doit regarder, sinon comme particulier à la méthode qu'il suit aujourd'hui, au moins comme une modification heureuse de ce qu'offrent les anciennes.

Il est inutile de dire tout ce que je dois à M. Cheselden, pour les données qu'il m'a fournies; elles m'étaient indipensables : il m'a communiqué avec le plus grand empressement, et sans aucune réserve, toutes les particularités que je n'aurais pu avoir autrement. D'après cela je me persuade que personne ne prétendra me contester que ce que je décris ici est son opération et toute son opération.

L'énumération particulière des parties intéressées dans cette méthode, la comparaison avec l'ancienne pour en faire voir les avantages, la description des instrumens, sont entièrement de moi ; elles ne paraîtront pas, j'espère, hors de propos.

OPÉRATION DE LA TAILLE

SUIVANT

LA MÉTHODE PERFECTIONNÉE

DE M. CHESELDEN.

PREMIER PROCÉDÉ.

La manière de tailler du fameux Frère-Jacques, pour laquelle M. Mery avait proposé d'heureuses modifications, et à laquelle le professeur Rau en avait fait éprouver effectivement, subit des changemens entre les mains de M. Cheselden quand la pratique s'en établit dans nos hopitaux. Il l'avait adoptée ; mais d'excellentes raisons la lui ont fait abandonner, et il lui en a substitué une autre. Celle-ci est très-différente de la première, et M. Cheselden la pratique aujourd'hui avec un succès tel, que de cinquante-deux malades taillés successivement à l'hôpital Saint-Thomas, il en a sauvé cinquante. — C'est cette nouvelle opération latérale que j'ai entrepris de décrire ici sous es titres suivans, et dans le même ordre que les auteurs décrivent communément les opérations chirurgicales analogues.

1°. Description des instrumens.

2°. Pièces d'appareil, et autres objets à disposer avant l'opération.

3°. Préparation du malade.

4°. Procédé opératoire.

5°. Méthode de traitement.

6° Énumération particulière des parties incisées ou intéressées de quelque autre manière dans l'opération.

7°. Parallèle de cette opération avec celle de Marianus, généralement appelée aujourd'hui l'ancienne méthode.

D'après la structure des parties sur-tout, et la manière différente dont elles sont ménagées dans chaque méthode, je cherche à montrer les nombreux avantages que présente celle de M. Cheselden.

I. *Instrumens*.

M. Cheselden paraît vraiment avoir porté à un grand degré de perfection les instrumens dont il se sert; soit que l'on considère leur petit nombre, leur légèreté, leur simplicité, ou la manière dont ils sont bien appropriés à leurs différens usages.

Ils sont au nombre de cinq.

1. Une sonde ou cathéter cannelé.

2. Un couteau à incision.

3. Un gorgeret.

4. Des tenettes.

5. Une aiguille courbe, portant un fil ciré.

1°. La sonde consiste en un manche et une partie cannelée. Le manche est entièrement droit; il commence par une plaque mince, unie, figurée en manière de cœur allongé qui, dans une sonde destinée à l'adulte (car il en est, ainsi que pour les autres instrumens, de différentes grandeurs pour les différens âges), a près d'un pouce en longueur et un en largeur à la base; le reste du manche est rond et solide, long de quatre pouces trois quarts. La partie cannelée lui succède; mesurée avec un fil, elle a cinq pouces et demi de long. Le sillon, ou la cannelure, est très-profond et très-large, à bords unis et mousses; une de ses extrémités se prolonge un peu sur le manche, tandis que l'autre, terminée en une pointe obtuse, ne présente aucun arrêt comme dans les sondes ordinaires. Cette partie de la sonde peut encore être divisée en portion courbe et en *rostrum* ou bec droit. La première vient immédiatement après le manche; légèrement recourbée, elle n'en dépasse que peu en arrière la ligne de direction. Le bec naît de son extrémité; il est allongé, et se porte presque directement en avant. M. Cheselden choisit de préférence une sonde en acier, parce que les frottemens du gorgeret contre elle sont mieux sentis par l'opérateur que si elle étoit d'argent, métal qui offre moins de résistance, et que, d'un autre côté, la cannelure d'une sonde en acier peut être plus large que celle d'une sonde en argent de même calibre, sans que pour cela la sonde en soit trop affaiblie.

2°. Le couteau a environ sept pouces de long, dont quatre un quart pour le manche. Celui-ci est de bois, assez épais, un peu aplati. La lame est divisée en *talon* à bords mousses, et en partie tranchante; le talon a environ un demi-pouce de long et un peu moins en largeur: il est par-tout d'une égale épaisseur. La largeur de la partie tranchante dans l'endroit où elle en a le plus, est à-peu-près la même que celle du talon; le bord tranchant lui-même est un peu convexe, et termine à une pointe aiguë, formée du côté opposé par une coupe oblique du dos, d'environ un demi-pouce d'étendue; le dos, près cette pointe, est assez mince pour traverser librement la cannelure de la sonde; le reste est arrondi, bien poli, pour y glisser plus aisément, quand la manière dont on s'en sert le demande ainsi.

3°. Le gorgeret est une lame d'acier bien poli, mince : il est formé d'une partie concave et d'un manche. La partie concave, creusée d'une gouttière, à laquelle répond le côté convexe ou le dos de l'instrument, est large d'un pouce près le manche, puis va en diminuant de largeur par degrés jusqu'à l'extrèmité opposée, qui est étroite et arrondie en arrière; elle a environ trois huitièmes de pouce en profondeur dans cet endroit; mais vers le manche elle en a six environ au milieu. Sa longueur est en tout de cinq pouces un quart. L'extrémité supérieure est coupée obliquement vers le manche, et forme avec lui un angle obtus en arrière, afin qu'il ne se trouve pas sur la même ligne que les tenettes et la main de l'opérateur. Le manche est aplati, augmentant un peu de largeur vers l'extrémité arrondie : il a environ deux pouces et demi de long.

La grandeur des tenettes varie comme celle de la sonde, et pour les mêmes raisons. Les plus longues dont j'aie vu M. Cheselden se servir, avaient environ douze pouces. Les mors sont convexes en dehors dans le sens de leur longueur et de leur largeur, concaves ou un peu creux en dedans, joints de manière à ne point fermer exactement à leur extrémité, et à prévenir le danger où l'on se trouverait sans cela de pincer la vessie. A l'intérieur, ils sont hérissés de dents dans le tiers environ de leur longueur, près l'extrémité; le reste est uni, afin que si la pierre était saisie par cet endroit, elle glissât plus aisément en bas, vers la partie rude, où elle est tenue plus sûrement et avec plus d'avantage. Quand les tenettes sont fermées, leurs mors présentent environ trois pouces d'étendue dans leur plus grande circonférence; ils augmentent un peu de largeur de l'endroit où ils sont unis, vers leur extrémité arrondie; ils ont trois quarts de pouce dans le point le plus large; leur longueur est de trois pouces et demi en droite ligne. Les deux branches du manche sont droites jusqu'au-delà de la moitié de leur longueur, à partir de l'endroit où elles se joignent; puis elles vont en se recourbant en dehors pour être tenues avec plus de force, et se terminent, l'une par un anneau pour le pouce de l'opérateur, l'autre par une espèce de long crochet pour ses doigts.

La longueur de tenettes plus petites, que j'ai mesurées, était d'environ neuf pouces; celle des mors était de près de trois pouces;

leur largeur, la moitié de celle des plus larges; leur circonférence, d'environ un pouce trois quarts. Cheselden appelle celles-ci ses tenettes favorites, et ce n'est que rarement qu'il est obligé d'en employer d'autres.

5°. L'aiguille courbe ne diffère pas beaucoup de l'aiguille ordinaire; elle représente environ les trois quarts d'un cercle, afin de traverser plus aisément les parties. Le fil qui sert à la ligature des vaisseaux est ciré comme celui des cordonniers; il fait la ligature en même temps la plus douce et la plus solide.

		onces.	drachmes.	grains.
La sonde	pèse	1	3	»
Le couteau	——	»	6	»
Le gorgeret	——	1	3	»
Les tenettes	——	12	1	»
L'aiguille	——	»	»	16

N. B. Les petites tenettes ne pèsent que six onces.

Tous ces instrumens étant exactement et convenablement préparés, ils sont mis sur un plat en terre, large, peu profond, rempli d'eau tiède, et placé à la droite de l'opérateur, où un aide se tient, prêt à les lui présenter essuyés quand il les demande, et à les reprendre aussitôt qu'il s'en est servi.

II. *Appareil.*

Les objets que l'on doit disposer avant l'opération, consistent seulement en un petit nombre de plumasseaux, dont quelques-uns sont couverts d'un digestif fait avec parties égales de térébenthine commune et d'huile de lin, et un tiers de cire jaune; de l'eau styptique dans une fiole, de l'huile douce dans une soucoupe, un morceau d'éponge, un paquet d'étoupe : tout cela est mis dans un autre plat de terre, placé auprès du premier.

III. *Table.*

On doit aussi disposer une table convenable pour l'opération. C'est une pièce de bois carrée, épaisse, longue de trois pieds et demi, et large de deux et demi environ, soutenue quelquefois seulement par deux tréteaux à trois pieds, mais plus communément, et ce qui vaut mieux, par un châssis quadrangulaire, haut de trois pieds, fixé au plancher, placé à un beau jour, et dans un endroit où les assistans puissent aisément se ranger autour. Elle doit être pour cela placée obliquement à quelque distance d'une fenêtre, de manière que les rayons puissent tomber directement sur le côté gauche du périnée, et que la main de l'opérateur ne se trouve pas devant son jour. Une couverture épaisse, pliée en plusieurs doubles, est étendue sur la table et clouée à ses bords; par-dessus, on jette un gros drap que l'on tend à l'aide d'une bande qui en traverse le milieu; un petit oreiller est placé à une extrémité, à l'autre est le drap tombant à terre: sur celui-ci on en jette ordinairement un second, qui est enlevé et remplacé par un propre, si plusieurs malades sont taillés à-la-fois.

Préparation du malade.

Tout ce que M. Cheselden croit nécessaire pour préparer le malade, est de lui donner un léger purgatif la veille de l'opération. Si cela ne produit pas un effet suffisant, il lui fait donner le soir un lavement ordinaire, pour vider la partie inférieure du gros intestin, qui se trouverait en danger d'être blessée dans l'opération, si elle était remplie et distendue par des matières fécales.

Procédé opératoire.

Tout ce qui est nécessaire étant ainsi préparé, le malade, en robe large, aisée, la tête et les jambes couvertes, le ventre et le col libres, est apporté de la division des opérés à l'amphithéâtre (c'est là où je suppose que les choses se passent), et placé sur la table, les hanches sur le bord de celle-ci, la tête appuyant sur l'oreiller. Il est attaché dans cette situation comme pour le grand appareil, c'est-à-dire, les poignets portés un peu en bas au côté externe des malléoles, et fixés là par un bandage convenable, les genoux étant déjà fléchis, et les talons portés en arrière, près les fesses : les cuisses relevées et écartées l'une de l'autre, il est maintenu dans cette position par deux aides, qui, pendant tout le temps de l'opération, tiennent ses malléoles avec une main, et ses genoux avec l'autre; un troisième aide appuie sur ses épaules, pour empêcher qu'il ne se lève, ou se retire en s'éloignant de l'opérateur pendant le temps de l'incision.

Alors M. Cheselden, placé au-devant du malade et à l'extrémité de la table, prend le cathéter qui a été trempé dans l'huile, et l'introduit par l'urètre dans la vessie, à la manière ordinaire. Lorsqu'il a cherché et découvert la pierre, il cède le cathéter à un de ses aides placé à sa droite, et l'engage avant tout à s'assurer, de son côté, s'il existe une pierre ou non. Celui-ci, alors, tenant le manche de la sonde entre les doigts et le pouce, l'incline un peu vers la cuisse droite du malade, en même temps qu'il en élève la partie recourbée vers le pubis, et la rapproche exactement de la symphyse; car M. Cheselden recommande de ne pas presser sur l'instrument, de manière que son côté convexe ou cannelé pousse les parties en avant et en dehors vers le périnée. En effet, si le lieu de l'incision extérieure, en agissant ainsi, est jusqu'à un certain point déterminé, et la cannelure du cathéter plus aisément trouvée en faisant l'incision interne, ces avantages apparens se trouvent plus que contre-balancés par le danger de rapprocher l'urètre du rectum, qu'il est plus facile alors de blesser. De plus, quand une pratique de ce genre serait sans inconvénient, il ne peut y avoir que peu d'occasions d'y recourir en suivant la méthode de M. Cheselden, puisqu'alors on obtient une plaie extérieure large et profonde.

La sonde, fixée dans cette situation, et sa portion cannelée étant en dehors et de côté, M. Cheselden s'assied sur une chaise peu élevée, et approchant de lui le malade jusqu'à ce que ses fesses se trouvent sur le bord de la table, sans que ses pieds la touchent du tout, il prend le couteau, qu'il entoure quelquefois d'un peu d'étoupe, pour qu'il ne glisse pas entre ses doigts quand le sang le mouille ; il le tient de la main droite avec fermeté, le pouce sur le côté interne de la lame, l'index sur le côté externe vis-à-vis le premier, le doigt du milieu sur le côté externe du manche, et l'extrémité des autres doigts en haut du côté du bord tranchant; alors tendant la peau du périnée à l'aide du pouce et de l'indicateur de la main gauche, il fait la première incision ou l'incision extérieure au travers des tégumens, de haut en bas, en commençant au côté gauche du raphé, entre le scrotum et la marge de l'anus, à-peu-près vers l'endroit où la peau du périnée commence à se dilater pour former l'espèce de sac qui contient les testicules : de là il la continue obliquement en dehors et en bas, jusqu'au milieu de la circonférence de l'anus, à un demi-pouce de distance environ de cette ouverture, près la peau, et conséquemment au-delà de la tubérosité de l'ischion. Il n'incise d'abord que superficiellement, mais ensuite il plonge plus profondément son bistouri sur les côtés du rectum, et termine l'insision en le retirant à lui suivant une ligne oblique. Ces trois mouvemens peuvent toujours être remarqués dans l'incision extérieure ; mais le dernier se fait un peu au hasard, parce qu'alors on ne court plus aucun danger. Au reste, j'ai souvent remarqué que M. Cheselden s'inquiète vraiment peu de la place précise et de l'étendue de la plaie extérieure... En effet, je l'ai vu inciser la peau quelquefois beaucoup plus près de l'anus, quelquefois à une plus grande distance de cette ouverture, quelquefois commencer l'incision très-haut, d'autres fois plus bas; tout cela sur des individus de même embonpoint et de même stature : son intention; son objet principal est de faire une plaie aussi large qu'elle peut l'être, avec sûreté et sans intéresser la membrane vésiculaire du scrotum, ce qu'il évite toujours. Après avoir incisé la couche de tissu cellulaire, assez épaisse (sur-tout près le rectum), que recouvrent le sphincter et le releveur de l'anus, il porte l'index de la main gauche dans la plaie, et l'y tient jusqu'à ce que l'incision interne soit tout-à-fait finie; d'abord pour diriger la pointe du couteau dans la cannelure de la sonde, qu'il sent alors avec l'extrémité de son doigt, et ensuite pour maintenir en bas le rectum, à côté duquel le bistouri doit passer, et empêcher qu'il ne soit blessé par l'instrument. Cette incision est faite avec plus de précaution et de lenteur que la première. Le couteau entre dans la cannelure creusée sur la partie à bec ou droite du cathéter, au travers des parties latérales de la vessie, immédiatement au-dessus de la prostate, et sa pointe continuant à glisser dans la même cannelure, suivant une direction en bas et en avant, ou vers l'opérateur, celui-ci divise la portion du sphincter de la vessie qui est placée sur la prostate, coupe obliquement le côté externe de cette glande, suivant la direction et dans toute la longueur de la portion de l'urètre qui la traverse, et finit l'incision interne en divisant la portion musculaire de l'urètre sur la partie convexe de la sonde.

A l'époque où M. Cheselden commença à pratiquer cette méthode, il incisait les mêmes parties précisément en sens inverse, c'est-à-dire que le bistouri traversait d'abord la partie musculaire de l'urètre, qu'il divisait latéralement de la partie pendante de son bulbe au sommet de la prostate, pour être dirigé de là en haut et en arrière jusque dans la vessie; mais, quelque temps après, il observa que, dans cette manière de tailler, le bulbe de l'urètre se trouve trop sur le trajet de l'instrument, que la cannelure de la sonde n'est point aussi aisément trouvée, et que l'intestin rectum est plus en danger d'être blessé.

Une ouverture suffisante étant faite, M. Cheselden se lève de sa chaise, son doigt restant encore dans la plaie; il demande le gorgeret, il en porte le bec dans la cannelure du cathéter, et le pousse ainsi dans la cavité de la vessie où souvent il sent aussitôt la pierre, laquelle sert à le diriger quand il emploie les tenettes.

Cela étant fait, il retire la sonde, et tenant le gorgeret de la main gauche, il introduit les tenettes, le côté aplati en haut, et les fait glisser avec beaucoup de précaution sur la gouttière du gorgeret, observant avec soin l'instant où elles pénètrent de la plaie dans la cavité de la vessie. Alors il retire le gorgeret, et saisissant les deux branches des tenettes avec les deux mains, il cherche doucement la pierre; lorsqu'il l'a sentie, il ouvre les tenettes jusqu'alors fermées, et tâche d'engager la lame inférieure sous la pierre, afin que celle-ci puisse tomber entre les mors, et être saisie plus convenablement. Il en fait alors l'extraction, en se servant des deux mains, une sur l'extrémité des tenettes, l'autre vers le milieu, mais par des mouvemens très-lents, pour donner aux parties le temps de se dilater et de s'étendre, ce à quoi il les dispose en tournant doucement les pinces dans toutes les directions. En même temps il prend garde, le plus possible, que la pierre ne glisse; et pour peu qu'il en aperçoive le danger, il cherche à la ressaisir sans retirer les pinces.

Si la pierre est de grosseur ordinaire, unie et placée du même côté de la vessie que la plaie, il la retire avec toute la facilité qu'on peut imaginer, quel que soit l'âge des individus; mais quand il s'aperçoit qu'elle est très-petite, et qu'elle ne se présente pas bien à ses pinces, il retire aussitôt celles-ci, et introduisant son doigt, il cherche à la retourner et à la dégager des plis de la membrane interne de la vessie, dans lesquels elle est quelquefois embarrassée. Il pousse alors le gorgeret dans la cavité de l'organe sur le côté supérieur de son doigt, retire celui-ci, tourne le gorgeret, introduit ses tenettes, et extrait ainsi la pierre, mais sans aucune espèce d'empressement ni de précipitation.

Dans la crainte que la pierre, si elle est peu solide, ne se brise pendant le temps de l'extraction, il place un ou plusieurs de ses doigts entre les branches des tenettes, de manière à mettre la pierre à l'abri de toute pression plus forte qu'il n'est justement nécessaire pour la retirer. Mais si, malgré tous ces soins, il arrive qu'une pierre peu résistante se rompe, ou bien s'il y en a plusieurs dans la vessie d'un même individu, il extrait les pierres ou les fragmens l'un après l'autre, en réitérant l'introduction du doigt et des tenettes; celles-ci sur le premier, s'il est possible, sinon sur le gorgeret, et cela autant de fois qu'il le faut : j'ai quelquefois vu M. Cheselden extraire deux pierres engagées en même temps dans les mors de ses tenettes.

On ne doit point redouter cette introduction fréquente des tenettes et du doigt, absolument nécessaire dans quelques occasions; elle n'est jamais suivie de conséquences fâcheuses quand elle est dirigée avec précaution, c'est-à-dire quand on a soin, comme c'est de règle, de ne pas pousser les tenettes assez avant pour blesser et froisser la vessie ou la perforer dans le point opposé (ce qui est toujours mortel), et que l'on prend garde d'en pincer les parois dans toute leur épaisseur, ou seulement quelques-uns des replis de sa membrane interne : c'est ce qu'il est difficile d'éviter lorsque la pierre adhère à quelques-uns de ces replis, et, dans ce cas, on déchire et on enlève aisément les uns en même temps que l'autre.

M. Cheselden pratique cette opération avec tant d'adresse et de célérité, qu'il y emploie rarement plus d'une demi-minute, à moins qu'il ne soit obligé de lier les vaisseaux avant de procéder à l'extraction de la pierre, ou que celle-ci ne présente elle-même quelque chose d'extraordinaire.

Méthode de traitement.

Sous ce titre je comprends :

1°. Les accidens qui arrivent, soit immédiatement après l'opération, soit avant la fin du traitement.

2°. La manière de traiter la plaie.

3°. Le régime ou la diète pendant la maladie.

Une hémorragie par l'orifice des artères divisées, arrive quelquefois avant que le malade ne soit reporté dans son lit : c'est le premier des accidens. Aussitôt que M. Cheselden s'en aperçoit, il saisit les vaisseaux à l'aide d'une aiguille courbe, et les embrasse d'une ligature faite de fil ciré : il prend un morceau d'éponge douce dont on a exprimé de l'eau tiède, et la passe sur la plaie pour mieux apercevoir l'orifice des vaisseaux, voir si quelques-uns saignent encore, et les lier ensuite isolément l'un après l'autre. Il arrive quelquefois que l'hémorragie est assez considérable pendant le temps de l'incision externe, pour compromettre la vie du malade ; on est alors obligé de lier les vaisseaux avant d'extraire la pierre. Mais si, le sang continuant à couler quand tous les vaisseaux placés à l'extérieur ont été liés, on a lieu de craindre qu'il ne vienne de quelques-unes des branches artérielles ramifiées dans la membrane qui recouvre la prostate, il pousse en haut un ou deux petits bourdonnets imbibés d'une liqueur styptique, et celle-ci arrête presque toujours l'hémorragie, quoique les parties intéressées restent libres de toute compression.

Quand le malade est reporté dans son lit, d'autres accidens peuvent naître, soit de la mauvaise constitution du malade ou du défaut de préparations convenables, soit du régime ou de quelque autre cause. Ils sont très-nombreux, quelle que soit la méthode que l'on suive, comme on peut le voir dans les auteurs qui traitent de cette matière; mais comme aucun n'est particulier à l'opération de M. Cheselden, je ne parlerai que des plus remarquables, et particulièrement de ceux pour lesquels il a fait quelques nouvelles observations, ou quelques tentatives heureuses.

S'il y a peu de tension, d'inflammation ou de gonflement à l'abdomen, ce qui ne lui est jamais arrivé en un degré considérable, quoique ce soit un accident fréquent chez ceux qui sont taillés à l'ancienne manière, M. Cheselden pense qu'il est très-convenable de donner un lavement, et s'il est sans effet, un léger purgatif. Que si les symptômes continuent et qu'il s'y joigne une douleur violente, il fait donner une potion calmante ; mais ce que je fais observer ici sur-tout, c'est que ce cas est le seul où M. Cheselden accorde une préparation opiacée, parce qu'il prétend que tous les médicamens de ce genre, non-seulement interrompent une suppuration régulière, mais encore l'entravent, l'arrêtent lorsqu'elle commence.

Si, avant que la suppuration paraisse, ou après qu'elle est établie, il s'aperçoit que le pouls baisse ou devienne trop lent, il applique aussitôt un vésicatoire au bras; c'est, dit-il encore, un moyen qui aide beaucoup la suppuration, en excitant et en accélérant le mouvement du sang. Il a observé que son application est rarement suivie de strangurie ou de difficulté dans l'excrétion des urines.

S'il observe que la plaie présente un très-mauvais aspect, il mêle un peu de vert-de-gris au digestif ordinaire, et l'en recouvre.

Enfin, si la plaie devient dure, calleuse, fistuleuse, il en recouvre les bords d'un petit morceau d'emplâtre vésicatoire, qui fait disparaître la dureté et la sécheresse, dispose bientôt à de nouvelles granulations, et achève la cure en peu de temps.

Je passe sous silence le traitement de la plaie, il ressemble trop à celui des plaies simples pour que je m'en occupe. En effet, en suivant cette méthode de tailler, il n'y a ni contusions, ni froissemens, accidens qui toujours retardent la guérison.

Pendant que le malade est encore sur la table, des plumasseaux, couverts de digestif ordinaire, sont appliqués sur les lèvres de la plaie, retenus par la main d'un garçon qui aide à reporter le malade dans son lit, puis assujettis seulement à l'aide de bandages très-légers.

L'appareil est changé deux fois le jour, et reste à-peu-près le même jusqu'à ce que la plaie commence à se cicatriser; alors M. Cheselden la recouvre d'un peu de charpie sèche, et applique par-dessus celle-ci le plumasseau ordinaire. Quant au régime, il consiste en bouillon léger, tisane de sauge, mélange de petit-lait et de vin blanc, un morceau de pain et de beurre le matin, etc. On ne doit pas permettre autre chose les quatre à cinq premiers jours; mais aussitôt qu'une suppuration louable est établie et qu'elle se fait bien, on peut accorder, une fois par jour, un morceau de poulet bouilli, et ensuite quelque autre espèce de viande fraîche, en petite quantité.

Pour prévenir la constipation et entretenir le ventre libre, on emploie avec avantage un mélange d'eau, de farine d'avoine et de pruneaux; mais s'il n'y a pas eu de selles le cinquième jour, on peut donner un lavement.

La suppuration commence ordinairement vers le cinquième jour, à moins que, dans le cas de mauvaise constitution, les urines ne l'empêchent par leur contact irritant, sur-tout lorsque le temps est chaud.

Chez les enfans, l'urine coule entièrement par l'urètre vers le quatorzième jour, chez l'adulte, vers le vingtième; mais plusieurs jours avant ce temps, chez tous les deux, elle commence à couler en partie par cette voie, le reste passant encore par la plaie.

En six semaines de temps, les malades adultes souvent sont parfaitement guéris; les enfans sont rétablis généralement en moitié moins de temps.

Parties intéressées dans l'opération.

J'en viens maintenant à la sixième partie de mon sujet, l'énumération des parties intéressées dans l'opération. M. Cheselden m'a plus d'une fois mis à même de les examiner comme il faut, en voulant bien pratiquer, à ma demande, son opération sur le cadavre. J'ai aussi ouvert une fois un individu que M. Cheselden avoit opéré, et sur lequel j'ai trouvé les parties divisées absolument de la même manière que sur les cadavres que j'avais disséqués.

Les parties qui se trouvent coupées dans l'incision externe, sont :

1°. Les tégumens communs qui correspondent au périnée et un peu plus en arrière, à l'espace compris entre la tubérosité de l'ischion et l'extrémité du coccyx, c'est-à-dire, la cuticule, la vraie peau, et le tissu cellulеux ou adipeux.

2°. Quelquefois la portion sous-cutanée du sphincter de l'anus, qui s'étend à quelque distance des bords de cette ouverture, placée entre la vraie peau et le tissu cellulaire graisseux.

3°. Si l'incision commence haut, on ne peut pas toujours éviter la partie latérale du constricteur de l'urètre (accélérateur de l'urine), qui est intimement unie à l'érecteur de la verge, et on est toujours forcé à couper la portion du même muscle placée sur le ligament transverse.

4°. Le muscle transverse de l'urètre (du périnée), lorsqu'il existe, doit aussi être intéressé, en passant sur le ligament dont on vient de parler.

5°. On divise ensuite latéralement le fort ligament triangulaire, large, tendineux, tendu entre les branches des pubis, adhérent en haut au ligament qui touche ces os à leur union, mais sur-tout aux racines du corps caverneux, et en bas, à la partie supérieure du sphincter de l'anus. Au milieu de cette espèce de cloison tendineuse, il existe une large perforation circulaire pour le passage de la portion membraneuse de l'urètre avec le muscle qui la recouvre: c'est à partir de cette perforation ou trou que le ligament est divisé obliquement jusqu'à son bord inférieur.

6°. Au-dessous de ce ligament, sur une partie du releveur de l'anus, on trouve les prostates inférieures, généralement connues sous le nom de glandes de Cowper; une d'elles, ou au moins le large conduit qui en part pour se rendre dans la portion membraneuse de l'urètre, ne peut jamais échapper à l'incision.

7°. On divise, dans une direction un peu oblique, une large portion du releveur de l'anus, qui correspond au côté interne du ligament transverse du pubis. Il est possible cependant de diviser une portion assez considérable de la prostate, sans couper entièrement ce muscle; mais il doit être tout-à-fait divisé, si on enfonce d'abord l'instrument dans la substance de la vessie.

8°. En incisant les parties indiquées plus haut, on ne peut manquer de couper plusieurs rameaux artériels qui viennent du gros vaisseau désigné sous le nom d'artère honteuse : cette branche naît de l'artère iliaque interne dans le bassin, mais hors du péritoine; passant de là par la grande échancrure ischiatique, et sur l'épine de ce nom, elle se porte le long du côté interne de la branche du pubis, au dos de la verge, où elle se termine près le gland.

9°. On coupe également quelques rameaux nerveux fournis par une petite branche que forment quelques-uns des nerfs qui, passant par le trou supérieur de la face antérieure du sacrum, vont se joindre à un plus grand nombre d'autres, et constituer avec eux le grand nerf sciatique. Cette branche s'avance vers le gland en suivant le même trajet que l'artère avec laquelle elle est dans un rapport immédiat.

Ce sont là, je pense, toutes les parties au travers desquelles l'instrument s'ouvre un large passage vers le méat urinaire, ou le canal qui mène dans la cavité de la vessie; mais comme

M. Cheselden ne fait pas toujours son incision extérieure précisément au même endroit, il peut y avoir à cet égard quelques variétés, mais elles sont légères et de peu d'importance.

L'incision interne intéresse la vessie, la glande prostate et l'urètre.

1°. La vessie urinaire avec le tissu cellulaire qui la recouvre, est incisée en deux endroits. On en coupe d'abord une petite portion à gauche, un peu au-dessus de la prostate, à l'endroit par où pénètre le couteau pour aller chercher la cannelure de la sonde, puis la partie qui en forme l'orifice et correspond à la partie supérieure de la glande.

2°. La substance d'une moitié de la prostate est aussi divisée latéralement de dehors en dedans, suivant la direction et dans toute la longueur de la portion de l'urètre, qui traverse cette glande.

3°. Le méat urinaire, ou canal de l'urètre, est divisé en deux endroits, latéralement dans l'un et dans l'autre : il l'est d'abord à son origine, ou dans la partie qui traverse longitudinalement la prostate, à l'instant où l'on incise cette glande pour atteindre la cannelure de la sonde; puis, dans sa partie membraneuse, avec le muscle qui environne celle-ci depuis le sommet de la prostate jusques un peu au-delà du trou de la cloison tendineuse sous la partie pendante du bulbe.

4°. Quand la prostate est divisée près le rectum ou la partie postérieure du bassin, une branche artérielle, dont le calibre est considérable et la direction droite, peut rarement échapper au couteau : les ramifications nombreuses qui se distribuent sur la capsule de la glande, sont toujours comprises dans la division, quelque part où celle-ci ait lieu.

5°. Les ramifications nerveuses qui accompagnent les artères, sont également coupées dans cet endroit.

A cette courte énumération des parties, on peut ajouter l'observation suivante : si l'opérateur tourne le tranchant de son bistouri trop en arrière, et qu'il l'élève ensuite pour couper, il est presque imposible qu'il ne blesse pas l'intestin rectum assez haut, une certaine partie des vésicules séminales près la prostate, et le *verumontanum* dans la partie de l'urètre qui traverse la glande, en même temps qu'une portion plus considérable du releveur antérieur de l'anus et du ligament suspensoir de la vessie, avec lesquels elle est immédiatement en rapport : l'extrémité inférieure de l'intestin rectum, près le sphincter, peut aussi être coupée.

Telles sont les parties que l'on peut indiquer comme devant être évitées, en pratiquant l'opération de la taille suivant cette méthode; mais la vérité est qu'aucune d'elles ne court de grands dangers, tant que l'opération mérite le nom sous lequel elle est connue, c'est-à-dire, tant que les parties qui doivent être divisées le sont latéralement.

PARALLÈLE

DES MÉTHODES DE CHESELDEN

ET DE MARIANUS.

Il s'agit enfin de comparer l'opération de Cheselden à celle de Marianus, ou le grand appareil. Dans celle-ci, l'incision est faite sur l'un des côtés, et suivant la direction du raphé, elle finit un peu au-dessus de l'anus : le constricteur de l'urètre, avec un prolongement du sphincter de l'anus, est d'abord divisé, et on s'ouvre ensuite un passage dans l'urètre, au travers de son corps spongieux et de son bulbe, en descendant jusqu'à l'origine de la portion membraneuse, dans la même direction que la plaie faite aux tégumens, et en suivant la cannelure du cathéter qui sert comme de guide, et dont un aide tient le manche presque perpendiculairement au corps du malade.

L'incision étant finie, deux conducteurs, ou un gorgeret, sont portés au travers de la plaie dans la cannelure de la sonde, et sur celle-ci dans la cavité de la vessie, par le canal long, étroit et recourbé de l'urètre. On retire alors la sonde, les tenettes sont introduites sur le gorgeret ou entre les conducteurs, ou ceux-ci étant retirés, l'opérateur saisit et extrait la pierre le mieux qu'il peut.

Dans cette opération, l'ouverture dont est percé le ligament transverse, la partie membraneuse de l'urètre avec le muscle qui la recouvre, et celle qu'embrasse la prostate, cette glande elle-même, l'orifice et le sphincter de la vessie, doivent être d'abord excessivement dilatés, et ensuite très-communément dilacérés, s'ils ne le sont pas toujours.

Ce sont là aussi les parties principales intéressées dans l'opération de M. Cheselden. Or, pour montrer les avantages qu'elle présente, il convient de la comparer, non avec le haut appareil ou celle du professeur Rau (puisque dans l'une et l'autre les parties intéressées diffèrent essentiellement), mais avec celle de Marianus; parce que, de la manière différente dont les parties sont ménagées dans les deux opérations, ainsi que de quelques autres considérations qui naissent de là, la supériorité de l'une sur l'autre deviendra manifeste.

Les premiers avantages de l'opération de M. Cheselden sur celle de Marianus viennent de la nature de la plaie faite dans l'une et dans l'autre, c'est-à-dire, de sa grandeur, de sa situation et de la distance où elle se trouve de la pierre ou de la cavité de la vessie. Dans l'opération de Marianus, la plaie étant nécessairement très-petite, les instrumens, et en particulier les tenettes, doivent être maniés avec beaucoup plus de difficultés que dans celle de Cheselden, où une large ouverture extérieure permet de les mouvoir dans toutes les directions que l'on peut désirer. De plus, une pierre très-volumineuse peut aisèment passer par la plaie que fait M. Cheselden, tandis que dans l'ancienne opération, une pierre dont le diamètre est supérieur à celui de la plaie, et c'est ce qui a lieu fréquemment, doit, quand elle arrive à la peau, entraîner celle-ci avec elle au-dehors, et, outre la peine qu'elle donne à extraire, rompre, détruire la texture du tissu cellulaire, immédiatement placé au-dessous ou à la face interne des tégumens : de là doivent résulter des obstructions et autres désordres qui, se propageant au scrotum, peuvent déterminer dans le tissu irritable de cette partie des inflammations dangereuses, des tumeurs, et même la gangrène. On cite, il est vrai, des exemples de pierres très-grosses, extraites suivant l'ancienne manière; mais c'est qu'alors la constitution des malades a été assez bonne pour qu'ils échappassent aux suites funestes des accidens dont j'ai parlé, ou que l'opérateur ne pouvant extraire la pierre, a osé agrandir la plaie extérieure par une incision oblique des tégumens. D'un autre côté, une large ouverture extérieure facilite puissamment la guérison, en procurant une libre issue aux matières, en fournissant en plus grande quantité l'humeur qui annonce la suppuration, et en prévenant le danger d'une mortification toujours à craindre, quand l'orifice de la plaie est étroit de manière à retenir et à empêcher le cours des fluides.

Cet écoulement est toujours libre et facile dans l'opération de M. Cheselden, à raison de la situation et de la grandeur de la plaie; celle-ci se trouve beaucoup plus bas que dans l'autre méthode, et par conséquent son orifice est plus déclive : or, c'est précisément ce que l'on regarde comme un avantage essentiel dans le traitement de toutes les plaies accidentelles ou faites à dessein. En outre, en suivant la méthode de M. Cheselden, la pierre passe entre les branches du pubis et de l'ischion, près la tubérosité du dernier de ces os, et à l'endroit où, très-éloignés l'un de l'autre, ils ne peuvent, d'après cela, apporter d'obstacle à son extraction, quel que soit son volume; au lieu que dans l'ancienne méthode, la situation de l'orifice externe force la pierre à passer beaucoup plus près de l'angle qui réunit les pubis, au travers d'un espace beaucoup plus étroit; en sorte qu'une pierre large, molle ou fragile, doit infailliblement être brisée au passage, et une solide forcée à se porter plus bas; au grand détriment des parties molles, ou bien y avoir contusion de la forte substance ligamenteuse située dans l'angle que forment les pubis, sur laquelle l'urètre est placé, et qui contribue beaucoup à agrandir l'espace que Sanctorius appelle le *thalamus penis*. Cet accident peut aussi arriver à une branche vasculaire et nerveuse, assez considérable à leur passage sur ce ligament, pour se porter au dos de la verge.

La distance qui sépare la plaie de la cavité de la vessie où la pierre se trouve, et la courbure de la portion de l'urètre comprise entre l'une et l'autre, dans la méthode de Marianus, a été la source d'une autre série de tristes accidens. Ainsi, en poussant le gorgeret ou les conducteurs, la portion membraneuse de l'urètre a souvent été perforée, et la voie qui conduit à la vessie tout-à-fait perdue, l'instrument passant entre la glande prostate et l'intestin rectum. On voit de suite quelles doivent être les conséquences de cet accident, sur-tout s'il n'est pas promptement reconnu; mais lors même que l'opérateur s'est aperçu de son erreur, et qu'il se retrouve dans la voie qu'il avait abandonnée, si ses instrumens éprouvent trop de résistance dans quelque endroit, et particulièrement à la prostate et à l'orifice de la vessie, l'urètre peut être tout-à-fait rompue dans la partie perforée, et entièrement séparée de la glande. En suivant la méthode de M. Cheselden, au contraire, le canal est ménagé, et cet accident devient tout-à-fait impossible. De plus, on éprouve tant de difficultés, il faut tant de force pour pousser les instrumens dans la vessie, on sait si peu jusqu'où ils peuvent aller avec sûreté, que l'opérateur, avant de pouvoir arrêter sa main, souvent blesse, et quelquefois perfore le côté opposé de la vessie : c'est l'accident le plus dangereux de tous ceux qu'entraîne à sa suite l'opération; mais il est peu à craindre dans la manière de M. Cheselden, où toutes ces difficultés, toutes ces incertitudes disparaissent.

Quand enfin les tenettes sont arrivées sans accident dans la vessie, à travers un passage long, étroit et recourbé, qui embarrasse beaucoup les manoeuvres, l'opérateur doit toujours trouver plus de difficulté que

M. Cheselden, soit à saisir la pierre de la manière la plus avantageuse, soit à la saisir du tout, et à l'extraire sans la briser ou la laisser glisser. Il est aussi beaucoup plus exposé à pincer la vessie avec ou sans la pierre, sur-tout quand les cris du malade augmentent la pression exercée sur sa partie supérieure, et la dépriment : l'expérience a appris en effet que, par suite de cet accident, la totalité de la vessie a été entraînée au-dehors avec la pierre.

Le second ordre d'avantages vient de la manière différente dont se trouvent ménagées les parties placées entre la plaie externe et la cavité de la vessie, eu égard en même temps à la facilité, à la sûreté avec lesquelles les instrumens sont introduits et la pierre extraite, et aux conséquences que peuvent avoir la contusion et la dilacération des parties. Dans l'opération de M. Cheselden, où toutes ces parties sont divisées par l'instrument de la manière qu'on a dit précédemment, et l'incision externe faite très-bas, on s'ouvre un passage direct dans la vessie. En suivant la méthode de Marianus, où la situation de l'orifice externe oblige l'opérateur à suivre le canal de l'urètre dans toute l'étendue de la courbe qu'il décrit autour de l'arcade du pubis, l'introduction des instrumens doit être pour cela extrêmement difficile ; mais cette difficulté est encore beaucoup augmentée par les dimensions des instrumens et de la pierre comparées avec l'étroitesse du canal, et la résistance qu'opposent le ligament transverse, la glande prostate et le sphincter de la vessie ; toutes parties qui sont divisées avec art par M. Cheselden : aussi dans sa méthode les obstacles disparaissent, et l'introduction des instrumens, ainsi que l'extraction de la pierre, deviennent on ne peut plus aisées. De plus, dans des vessies très-resserrées sur elles-mêmes, soit à raison de leur structure naturelle, soit par suite de maladies, l'orifice, environné par la prostate, oppose quelquefois tant de résistance à l'introduction des instrumens, qu'avant de la surmonter, on peut déchirer, séparer de leur origine, et rendre pour toujours incapables d'agir les fibres longitudinales de la vessie qui naissent des pubis, et fortement endommager dans sa structure la membrane aponévrotique qui s'étend des pubis sur la prostate et la vessie : mais quand le col de celle-ci a été préalablement divisé, rien de semblable ne peut arriver, et on n'a jamais à craindre que le sphincter, perdant son élasticité ou sa force de contraction, ne reste paralysé, comme on l'a souvent observé dans l'opération de Marianus, à la suite d'une dilatation forcée, d'où résulte pour le malade une incontinence d'urine qui ne guérit jamais. Dans l'opération de M. Cheselden, en effet, quand le sphincter de la vessie est incisé, il est dans son état naturel; aussi il se réunit bientôt : dans le grand appareil, au contraire, sa dilacération a lieu après que les fibres ont été tirées et distendues autant qu'elles peuvent l'être, et par conséquent réduites à un état tel qu'elles ne peuvent jamais, par la suite, revenir sur elles-mêmes.

La contusion et la dilacération des parties doivent être maintenant examinées. Elles sont inévitables en suivant la méthode de Marianus, et la dilacération doit non-seulement toujours arriver au hasard, mais souvent en divers endroits de la même partie à-la-fois. Le canal de l'urètre, par exemple, d'abord dilaté par les instrumens au dernier degré de son extensibilité, doit ensuite se rompre dans la partie la plus faible, de quelque côté que celle-ci se trouve; et s'il est également fort par-tout, partout également dilaté, il sera déchiré en deux ou plusieurs endroits opposés en même temps; tandis que, dans la méthode de M. Cheselden, s'il pouvait arriver quelque dilacération semblable, ce serait toujours du côté seulement que la plaie intéresse. Et, en effet, cette nouvelle opération est principalement fondée sur la différence des plaies par incision d'avec celles par rupture ou dilacération, ces dernières étant, suivant la maxime de Celse, infiniment plus dangereuses.

Il résulte de là que, dans l'opération de Marianus, la guérison est beaucoup plus longue et plus incertaine, parce qu'il faut que la suppuration ait lieu d'abord, et que la gangrène peut survenir avant qu'elle soit établie ; mais quand les mêmes parties sont divisées à l'aide du bistouri, elles se réunissent très-promptement, et la plaie guérit presque par première intention. Un autre accident qui peut arriver de la contusion et du déchirement des parties, c'est que le désordre peut être tel qu'une perte considérable de substance soit la suite nécessaire de la suppuration, et que la plaie ensuite ne se réunissant jamais, les bords devenant durs et calleux, il reste une fistule avec incontinence d'urine. Celse dit : *Multò patentiorem fistulam habiturus est ruptâ cervice, quàm habuisset incisâ.* Les conduits des vésicules séminales, qui, pénétrant dans la prostate, en traversent la partie postérieure et s'ouvrent dans l'urètre, peuvent se trouver aussi tellement désorganisés, que jamais ils ne puissent se rétablir : c'est alors une cause d'impuissance. Aucun de ces accidens ne peut arriver dans l'opération de M. Cheselden, à moins de fautes si grossières, qu'on doit supposer tout homme de l'art incapable de les commettre.

D'après ces considérations et beaucoup d'autres peut-être, l'opération de M. Cheselden est préférable à celle de Marianus; mais on doit de plus observer que les inconvéniens que présente cette dernière ne sont pas tous de même espèce : quelques-uns d'entre eux tiennent à la nature même de l'opération, et sont tels, qu'il est peut-être impossible à l'opérateur de les prévenir; d'autres dépendent plus de circonstances accidentelles : mais tous les accidens indiqués plus haut sont en effet déjà arrivés, et cette méthode doit toujours y être beaucoup plus exposée que celle de M. Cheselden. Je ne nierai pas cependant que le grand appareil, à son tour, puisse présenter quelques avantages apparens sur la nouvelle méthode.

Il y en a deux, dit-on : Le premier, c'est que, dans l'ancienne méthode, l'opérateur tient lui-même la sonde, qu'il dirige à son gré, et suivant ses vues particulières, mieux qu'un aide peut-être ne peut faire. Mais cet avantage perd beaucoup de sa valeur, quand on considère que, dans la méthode de M. Cheselden, la sonde est tenue fixe et immobile jusqu'à ce qu'il la retire lui-même : tout aide peut faire cela aussi bien que l'opérateur ; et celui-ci, délivré de cet embarras, est plus libre pour procéder à l'opération, et sur-tout pour faire l'incision interne, laquelle exige l'usage des deux mains.

Le second est en apparence beaucoup plus considérable. Dans l'opération de Marianus, quand les vaisseaux sanguins conservent leur trajet ordinaire, on n'est exposé à en couper aucun qui puisse occasioner une hémorragie de quelque conséquence, parce que l'on n'intéresse que les sous-divisions ramifiées dans le corps caverneux et le bulbe de l'urètre ; mais dans la méthode latérale, plusieurs branches, tant externes qu'internes, sont divisées, et de là résulte très-souvent une hémorragie abondante. Sans doute c'est un inconvénient ; mais je n'ai point entendu dire qu'il en fût jusqu'à présent résulté d'accident fâcheux sur les malades opérés par M. Cheselden : quand le sang vient des branches externes, la ligature l'arrête aisément, et jusqu'ici l'usage d'un styptique convenable a toujours suffi pour les cas d'hémorragies par lésion d'une branche interne.

HISTORIQUE.

Jusqu'ici j'ai évité de parler de ce qui tient à l'histoire de l'opération de M. Cheselden, et je n'ai pas cherché à déterminer jusqu'à quel point la découverte doit lui en être attribuée, ou jusqu'à quel point elle peut être rapportée à quelque autre ; mon objet était seulement de faire connaître les avantages qu'offre la méthode suivant laquelle M. Cheselden la pratique aujourd'hui si heureusement, et de la décrire avec tout le soin dont j'étais capable, afin de mettre les autres à même de la pratiquer à leur tour. Cependant, pour satisfaire ceux qui aiment les détails de ce genre, et pour prévenir en même temps les chicanes, les objections et les mauvaises interprétations de l'ignorance et de l'envie, j'exposerai ici quelques faits avec les conséquences que l'on en peut tirer, relativement à M. Cheselden.

Dans son opération, l'incision externe ne diffère point essentiellement de celle indiquée depuis long-temps par Paul d'Égine, Albucasis, et même par tous les auteurs (Brun et quelques autres du moyen âge exceptés), qui, depuis Celse, dont l'incision était tout-à-fait différente, ont écrit sur le petit appareil ou taille *sur les doigts*, comme nous l'appelons maintenant. Paul d'Egine et De Franco parlent même, et à l'occasion de l'opération de la taille, de l'avantage d'un large orifice extérieur pour faciliter l'écoulement de la matière qui vient de la plaie; cependant je suis persuadé qu'il n'était jamais aussi large que dans la méthode de M. Cheselden.

Nous devons également observer, quant à l'incision interne, que plusieurs auteurs qui, comme on l'a déjà dit, décrivent l'incision externe, ont aussi proposé de diviser latéralement quelques-unes des parties au travers desquelles M. Cheselden s'ouvre un passage immédiat dans la vessie. De ce nombre, le plus ancien que je connaisse, est le célèbre auteur de la section hypogastrique (que nous appelons aujourd'hui le haut appareil), celui qui, le premier des lithotomistes, réunit en une seule opération le grand et le petit appareil, Pierre de Franco; mais d'après les préceptes qu'il donne, et particulièrement d'après la forme de son cathéter, il est tout-à-fait évident qu'il ne pouvait diviser l'urètre au-delà du sommet de la prostate, et que dans cette opération le bistouri laissait intactes la glande, la portion de l'urètre qui la traverse, et le col de la vessie; en sorte que tout ce qu'a fait de Franco consiste à inciser l'urètre environ un pouce plus loin qu'on ne faisait dans la méthode de Marianus: car, dans celle-ci, l'incision, loin de pénétrer dans la vessie, ne va réellement que jusqu'à l'origine de la portion membraneuse de l'urètre, précisément au-dessous de son bulbe : c'est ce que M. Mery nous dit, il y a plus de trente ans. M. Thevenin, chirurgien de Paris, a fait la même observation dans un traité de chirurgie publié en 1658.

Le judicieux Hildan a aussi parlé de cette manière de tailler; il l'a même, ainsi que de Franco, pratiquée en effet sur le vivant; et je pense très-fort qu'elle l'a souvent été dans ces derniers temps, ici et ailleurs, par ceux qui ont cherché à tailler d'après la méthode de M. Cheselden.

Un troisième auteur, M. Mery, de l'Académie royale des sciences, a beaucoup loué une méthode semblable à celle de de Franco; mais il ne l'a jamais, que je sache, mise en pratique. Il propose d'inciser la portion membraneuse de l'urètre, sans toucher ni au col ni au corps de la vessie, c'est-à-dire très-clairement de pousser l'incision seulement jusqu'au sommet de la prostate, comme l'avait fait de Franco cent quarante ans avant lui. Il n'a ajouté à ce qui se trouve dans cet auteur, et dans Hildan, qu'un cathéter plus long et plus recourbé, une meilleure description de la partie de l'urètre placée entre le corps caverneux et la prostate, et la manière de se servir d'une espèce particulière de bistouri, auquel est fixé un stylet aigu, qu'il n'est pas facile d'entendre, et qui, je pense, ne sera jamais employé par personne.

J'aurais pu ajouter quelque chose relativement aux instrumens de M. Cheselden et à la manière dont il s'en sert; dire, par exemple, que le gorgeret de de Franco et la pointe du rasoir qu'il employait, au lieu d'un bistouri à incision, ont à-peu-près la forme de ceux de M. Cheselden, etc.; mais ce sont des choses sur lesquelles je passe, parce qu'elles ne sont que de très-peu d'importance pour le point principal de la question; et je dis qu'il est évident, d'après ce qu'on a vu plus haut, qu'à M. Cheselden est due l'heureuse idée de continuer l'incision interne au travers des parties latérales de la prostate, des portions de l'urètre et de la vessie qu'elle embrasse et qui lui correspondent, ainsi que d'une petite portion de la vessie placée au-dessus de cette glande, et traversée par le couteau lorsqu'on va chercher la cannelure de la sonde. C'est ce qu'aucun lithotomiste n'avait jamais, que je sache, proposé avant lui, et ce qui assure en même temps la supériorité et le succès de l'opération. Il est vrai que M. Mery parle d'une expérience faite par le fameux Frère-Jacques, sur un cadavre qu'il ouvrit ensuite, et sur lequel il trouva absolument les mêmes parties divisées comme dans la méthode actuelle de M. Cheselden : mais ce n'était que l'effet du hasard ; ce n'était dû qu'à l'ignorance du moine, et à un défaut d'attention qui lui faisait souvent porter son bistouri à l'aventure, et tout-à-fait hors de la voie par laquelle il se proposait toujours de pénétrer précisément dans le corps de la vessie. D'ailleurs, quoique M. Mery eût été enchanté des résultats de cette expérience, et que ce fût principalement sur eux qu'il semblât fonder son opinion en faveur de la méthode de Frère-Jacques, il déclara néanmoins, quand il y fit des corrections (et c'est ce qu'il y a de plus étonnant), que, selon lui, aucune des parties intéressées dans l'expérience ne devait l'être dans l'opération, si ce n'est la portion membraneuse de l'urètre. Cet auteur ne peut donc prétendre en rien à la découverte de M. Cheselden. Les principaux avantages de l'opération de ce dernier consistant à diviser avec art précisément les parties qui se trouvent distendues, contuses, dilacérées, non-seulement dans le grand appareil, mais encore dans la méthode proposée par De Franco, et perfectionnée par M. Mery, il est tout naturel de penser que ce fut la considération de ces avantages, fondée sur la doctrine de Celse, relativement à la différence des plaies par incision d'avec celle par rupture ou contusion, et non quelque idée empruntée aux auteurs nommés plus haut, qui conduisit M. Cheselden à la découverte de sa méthode. Mais voici tout ce qu'il y a de vrai à cet égard.

M. Cheselden avait souvent observé que s'il mourait moins de femmes, après l'extraction de la pierre, que d'hommes taillés suivant l'ancienne méthode, cela dépendait entièrement de la structure différente des parties au-travers desquelles la pierre était retirée, et de la mauvaise manière dont elles étaient ménagées dans l'un à-peu-près comme dans l'autre sexe. Il en inféra judicieusement que, s'il pouvait une fois disposer les parties à être dilatées chez l'homme autant qu'elles le sont chez la femme, il devrait infailliblement obtenir le même succès; et, en effet, le résultat a complètement justifié son attente. Il résolut donc de commencer à l'avenir par diviser les parties capables

6

de présenter quelque résistance, et si sujettes à être déchirées, c'est-à-dire, qu'il incisa avec le bistouri, et divisa latéralement la portion membraneuse de l'urètre, laquelle est beaucoup plus étroite que dans la femme, le ligament transverse, qui est incomparablement plus fort que chez elle, et la glande prostate, qui, dans quelques sujets, est très-dure et très-ferme, et chez tous environnée par une membrane aponévrotique très-dense, qui, intimement unie à sa substance, l'enveloppe comme une capsule. Par-là, tous les obstacles disparaissant, les parties cèdent aussitôt, l'opération devient également sûre dans l'un et dans l'autre sexe, et cette nouvelle méthode se trouve exempte de quelques inconvéniens, qui, même chez la femme, doivent résulter d'une trop grande dilatation ou du déchirement de l'urètre et du col de la vessie; leur partie latérale étant divisée chez l'homme, il n'y a plus alors de danger.

Ainsi, il est évident que l'opération de M. Cheselden, telle qu'il la pratique aujourd'hui, ne peut être trouvée en entier ou complète dans aucun auteur que ce soit. Mais M. Cheselden s'inquiète beaucoup moins de la gloire d'avoir inventé, que de voir son opération comprise et pratiquée d'une manière convenable ; c'est l'intérêt de la société qui le touche sur-tout. Cependant comme personne, dans n'importe quelle méthode, ne peut se vanter de succès comparables à ceux qu'il a obtenus de la sienne, le monde doit savoir à qui il doit ces progrès heureux de l'art de guérir. Ils honorent l'Angleterre, ils sont pour le genre humain un puissant motif de consolation, et pour M. Cheselden un titre à la gloire. . . . . . .

1731.

TROISIÈME MÉTHODE,

OU

MÉTHODE PERFECTIONNÉE DE CHESELDEN,

DÉCRITE PAR LUI-MÊME,

Et précédée d'un abrégé historique de l'opération de la taille.

SECOND PROCÉDÉ.

La plus ancienne manière de tailler est celle que décrit Celse ; mais s'il pratiquait effectivement la taille *sur les doigts*, c'était d'une manière bien différente de celle dont elle fut faite par la suite. En effet, l'incision qu'il indique devait avoir la forme d'un croissant dont les cornes étaient tournées vers le coccyx manifestement pour que l'on pût déprimer l'intestin, afin de ne pas le blesser, et faire ensuite sur la pierre une incision transversale sans avoir rien à craindre ; encore ne propose-t-il cette opération ni pour les enfans très-jeunes, à cause du manque d'espace, ni pour ceux qui ont passé l'époque de la puberté, parce que les prostates sont alors trop développées : aussi on ne taillait point ordinairement avant l'âge de neuf ans, ni après la quatorzième année. Par la suite, mais quand, nous l'ignorons, on améliora cette méthode, en incisant plus bas et sur un côté ; c'est l'opération appelée aujourd'hui *taille sur les doigts*, ou suivant le petit appareil.

En 1524, Marianus publia la méthode de tailler par le grand appareil, communément appelée aujourd'hui l'ancienne manière ; mais il reconnaît qu'elle était inventée par son maître Jean des Romains.

En 1697, Frère-Jacques vint à Paris : les succès de sa nouvelle manière d'opérer de la taille lui avaient attiré une réputation fort étendue. Il obtint bientôt la permission de tailler dans les hôpitaux ; mais, sur un grand nombre de malades qui moururent, et que l'on disséqua, la vessie s'étant trouvée traversée par l'instrument, et le rectum blessé, l'opération tomba dans le discrédit, comme l'ont rapporté Mery et Dionis, qui furent témoins de ces événemens. Frère-Jacques, disent-ils, pratiquait l'opération sans aucune règle et sans aucune connaissance des parties qu'il devait couper; chose dont on ne peut parler sans horreur. Dans ces derniers temps, on l'a présenté sous un jour tout différent; et quoiqu'il soit plus que probable qu'il ne sût pas lui-même ce qu'il faisait, il est néanmoins des gens qui prétendent aujourd'hui nous le dire exactement. Mais si l'on en doit croire ceux qui l'ont vu opérer, il n'est pas d'endroit où il ne portât l'instrument une fois ou une autre, et par-là il peut avoir une sorte de droit au titre d'inventeur, quelle que soit jamais l'operation de la taille qu'on pratique de ce côté. On reconnaît aussi qu'il réussissait quelquefois, et que ses succès furent assez grands pour engager d'autres chirurgiens français à essayer avec plus de discernement son opération; mais, dans ce cas, le défaut de succès des tentatives en a fait garder le secret.

M. Rau, d'Amsterdam, qui vit Frère-Jacques opérer, dit qu'il pratiquait l'opération avec la modification nécessaire d'une sonde cannelée; et si Jacques s'en servit jamais, ce fut sans doute à l'imitation de Rau. Ce dernier eut des succès merveilleux; et si on peut admettre qu'avec d'excellentes connaissances en anatomie, il entendît sa propre opération, celle-ci consistait à pénétrer directement dans la vessie, sans intéresser ni l'urètre ni les prostates : c'est aussi ce qu'ont assuré des personnes qui le virent opérer, et auxquelles on peut également s'en rapporter.

En 1717, le docteur Jacques Douglas, dans un mémoire présenté à la Société royale, démontra, d'après l'anatomie des parties, que l'opération de la taille par le haut appareil, pratiquée une fois indiscrètement par De Franco, discréditée par lui, quoique son malade n'eût pas succombé, puis fortement recommandée, mais non pratiquée par Rousset, n'était pas impossible. Cependant personne ne l'entreprit jusqu'à ce que Jean Douglas, frère du docteur Jacques Douglas, l'exécuta environ trois ans après. Ses deux premiers malades guérirent, et ses succès firent beaucoup de bruit.

Bientôt après, un chirurgien de l'hôpital Saint-Thomas tailla deux malades, qui guérirent l'un et l'autre; mais ce même chirurgien en ayant ensuite taillé deux autres, qui périrent à la suite de hernies des intestins au travers du péritoine, qu'il avait incisé ou crevé, cette méthode se trouva de suite aussi fort décriée qu'elle avait été vantée auparavant; en sorte que les chirurgiens de l'hôpital Saint-Barthélemy, qui se disposaient à la pratiquer, changèrent de résolution, et en revinrent à l'ancienne. La saison suivante, mon tour étant venu, à l'hôpital Saint-Thomas, je repris le haut appareil, et l'opération ayant neuf fois réussi, elle revint en vogue, et fut alors pratiquée dans les deux hôpitaux par tous ceux qui opéraient de la pierre; mais non sans que le péritoine fût souvent incisé ou percé (comme cela m'arriva deux fois à moi-même), quoique tous les malades ne mourussent pas, non sans que la vessie elle-même fût quelquefois crevée par la trop grande quantité d'eau qu'on y injectait, et, dans ce dernier cas, les malades avaient succombé dès le premier ou le second jour. Il y avait à la suite de ces opérations un autre inconvénient: c'est que s'il n'en résultait jamais d'incontinence d'urine, ce fluide, baignant sans cesse la plaie, en retardait toujours la guérison.

Quels furent les succès de chacun des opérateurs, je ne puis me permettre de le publier. Quant à moi, à l'exception des deux malades dont j'ai parlé plus haut, je n'en perdis qu'un sur sept; tandis qu'en suivant l'ancienne méthode, il paraît, d'après un calcul exact de plus de huit cents malades, qu'à Paris même, il en mourait à-peu-près deux sur cinq: personne que je sache ne peut en dire autant. Aussi, quoique cette opération fût tombée dans un discrédit général, mon opinion est, je dois le déclarer, qu'elle est bien préférable à l'ancienne méthode, à laquelle tout le monde revint excepté moi. Je n'aurais abandonné le haut appareil que dans l'espoir d'une méthode qui valût mieux, et j'étais persuadé que les accidens funestes dont j'ai parlé, ayant assez bien fait voir la quantité d'eau qu'on peut injecter et l'étendue que l'on peut donner à la plaie avec sécurité, l'opération serait par la suite pratiquée avec plus de succès.

Mais j'entendis parler des grands succès de M. Rau, professeur d'anatomie à Leyden, et je résolus d'essayer, quoique d'une manière différente, de pénétrer directement dans la vessie : il avait perfectionné la méthode de Frère-Jacques; je cherchai à mon tour à perfectionner la sienne, en remplissant d'eau la vessie, comme Douglas l'avait fait pour le haut appareil, laissant dedans le cathéter, et incisant sur celui-ci pour pénétrer dans la cavité de l'organe, au même endroit que dans la taille *sur les doigts* : je pouvais le faire très-promptement, et de manière à extraire la pierre, quel que fût son volume, avec plus de facilité que dans toute autre méthode. Mes malades, après l'opération, parurent pour quelques jours hors de danger; mais l'urine qui venait continuellement de la vessie, séjournant dans le tissu cellulaire qui environne le rectum, produisit des ulcères fétides avec un écoulement considérable de matières de mauvaise odeur ; et par là de dix malades j'en perdis quatre. L'histoire de l'un de ceux qui échappèrent est très-remarquable : quelques jours après l'opération, il éprouva une forte douleur dans le dos et dans les jambes, avec beaucoup de difficultés dans les mouvemens de ces parties ; il se tourna alors sur le ventre, appuyé presque constamment sur les genoux et les coudes, et resta dans cette position plus de quinze jours, sans pouvoir pendant tout ce temps trouver de repos dans aucune autre. Enfin, l'urine sortant toute par la voie naturelle, la plaie guérit bientôt, et les mouvemens du tronc et des membres se rétablirent. Ces accidens ne tenaient sans doute qu'à une action, quelle qu'elle fût, de l'urine et de la matière sur les grosses branches nerveuses qui sortent du sacrum pour se porter aux membres inférieurs.

J'essayai donc de pénétrer dans la vessie suivant la manière dont on rapportait communément que le faisait M. Rau ; mais les mêmes inconvéniens résultèrent du séjour de l'urine dans le tissu cellulaire des environs du rectum. Ce fut alors que j'imaginai la manière de tailler, connue aujourd'hui sous le nom de méthode latérale.

Voici comment je fais cette opération :

J'attache le malade comme pour le grand appareil, mais je le place sur une couverture pliée en plusieurs doubles, sur une table horizontale de trois pieds de haut, la tête seulement relevée. Je fais d'abord une incision aussi longue que je puis, en commençant près de l'endroit où finit l'ancienne opération, puis dirigeant l'instrument en bas, entre le muscle accélérateur de l'urine et l'érecteur de la verge, et sur les côtés du rectum ; déprimant alors l'intestin avec un ou deux doigts de la main gauche, je cherche la sonde, et incise sur elle la portion de l'urètre placée au-delà des corps caverneux, ainsi que la glande prostate, en portant l'instrument *de bas en haut*, pour éviter de blesser l'intestin ; et introduisant le gorgeret avec beaucoup de précaution sur la cannelure de la sonde, dans la vessie, j'en applique la pointe contre la sonde, avec fermeté, et en prenant toujours garde qu'ils ne se séparent et que le gorgeret ne glisse hors de la vessie. Je porte alors les tenettes dans la partie droite de la cavité de cet organe, la plaie correspondant au côté gauche du périnée ; j'observe avec attention l'instant où elles y pénètrent, ce dont je m'aperçois à un obstacle par étroitesse qui correspondait à la plaie, et qu'elles ont surmonté; j'évite de les pousser trop loin dans la crainte de blesser la vessie, je cherche la pierre avec leur extrémité, et l'ayant sentie, je les ouvre; j'en engage une lame au-dessous, l'autre au-dessus de la pierre : si je crains que celle-ci ne soit mal chargée, je la saisis autrement avant de chercher à l'extraire, ce que je fais alors très-lentement, dans la crainte qu'elle ne vienne à s'échapper tout-à-coup, et pour que les parties puissent prêter et s'étendre; en même temps j'ai soin de ne la pas serrer assez fort pour la briser, et si je m'aperçois que son volume est considérable, j'agrandis l'ouverture en incisant sur elle, pendant qu'elle est tenue dans les pinces. Je dois observer ici qu'il est très-convenable, avant l'opération, de vider la vessie de l'urine qu'elle peut contenir; car, pour peu qu'il y en ait qui s'échappe à l'instant où l'on introduit le gorgeret, la vessie, au lieu de se contracter, s'affaisse sur elle-même et forme des replis qui ne permettent que difficilement de saisir la pierre sans blesser l'organe; mais si la vessie est contractée, on éprouve si peu de difficulté, que je n'ai jamais été arrêté un instant, à moins que la pierre ne fût très-petite. Enfin, je lie les vaisseaux à l'aide d'une aiguille courbe, et n'emploie d'autre appareil qu'un peu de charpie barbouillée de sang, pour qu'elle ne reste pas trop long-temps adhérente à la plaie. Pendant le traitement, l'appareil est toujours fort léger, presque superficiel, et sans aucuns bandages pour le retenir; parce qu'ils s'imbibent d'urine, et excorient la peau. Je tiens d'abord le malade à une température fraîche, pour prévenir l'hémorragie, et quelquefois j'applique sur la plaie et les parties génitales des linges trempés dans l'eau froide. C'est un moyen fort efficace, sur-tout quand il fait chaud; il suffit souvent seul, chez les enfans, pour arrêter l'hémorragie, et toujours il est chez l'adulte d'un puissant secours. La veille de l'opération, je donne un purgatif pour vider les intestins, et jamais je ne néglige d'administrer une potion laxative, ou un lavement quelques jours après, pour peu que le ventre soit tendu, ou que le malade n'aille pas de lui-même à la selle.

Si je puis bien me rendre compte à moi-même de mes propres pensées, je fus conduit à tenter cette méthode, en observant qu'il ne meurt presque jamais de femmes à la suite de l'opération de la taille; d'où j'inférai que si j'incisais l'urètre au-delà des corps caverneux, l'opération serait à-peu-près également sûre dans les deux sexes.

Les succès que j'avais obtenus dans ma pratique particulière, n'avaient point eu assez de témoins pour que je songeasse à les publier ; je n'en ai point tenu compte. A l'hôpital Saint-Thomas, j'ai taillé publiquement deux cent treize malades ; voici les résultats : sur la première cinquantaine, trois seulement moururent ; sur la seconde, trois ; sur la troisième, huit ; sur les soixante-trois autres, six. Plusieurs de ces malades ont eu la petite vérole pendant le traitement, et quelques-uns y ont succombé, mais pas plus, je pense, qu'il n'arrive ordinairement à la suite de cette maladie, lorsqu'elle existe seule : ils ne doivent pas être comptés parmi ceux qui ont succombé à l'opération. S'il en mourut peu dans les deux premières cinquantaines, c'est que peu de cas très-mauvais se présentaient alors ; tandis que, dans les séries suivantes, l'opération étant en grande vogue, tout le monde, malgré l'âge et les circonstances les plus défavorables, voulait en courir les chances, et que d'ailleurs, à cette époque, croyant mieux faire, je pratiquais l'opération plus bas : l'expérience m'a appris que je m'étais trompé.

Mais ce qu'il est très-important de connaître, c'est l'âge de ceux qui guérirent et de ceux qui moururent ; sur cent cinq, âgés de moins de dix ans, trois moururent; sur soixante deux de dix à vingt, quatre; sur douze de vingt à trente, trois; sur dix de trente à quarante, deux; sur dix de quarante à cinquante, deux; sur sept de cinquante à soixante, quatre; sur cinq de soixante à soixante-dix, un; sur deux de soixante-dix à quatre-vingts, un. Les trois plus grosses pierres trouvées sur ceux qui guérirent, pesaient douze onces, dix onces un quart, huit onces. Leur nombre, chez ceux dont la vessie en contenait le plus, n'est pas allé au-delà de trente-trois.

Un des trois qui mourut sur les cent cinq, eut la coqueluche, et s'en trouva très-mal; un autre mourut d'hémorragie, par l'ouverture d'une des branches artérielles qui se distribuent à la vessie: il faisait alors très-chaud.

Cet accident m'apprit au reste, pour la suite, à agrandir la plaie, à l'aide du bistouri, jusqu'à ce que l'on voie le vaisseau, toutes les fois qu'il y en a un qui donne du sang, et qu'on ne peut le trouver. Que si Jacques ou autres, qui, suivant ce qu'on a prétendu dans ces derniers temps, ont pratiqué cette opération à dessein ou sans le vouloir, ne prenaient pas soin de lier les vaisseaux, ce que l'on n'a pas jusqu'à présent supposé qu'ils fissent, certes, quelle que fût leur adresse, leurs succès au moins ne peuvent être équivoques; plusieurs des enfans, beaucoup des adultes qu'ils ont opérés ont dû mourir d'hémorragie. Quant à la manière dont j'opère, j'ai acheté chèrement le peu de réputation qu'elle a pu me mériter; car si, à l'instant même de l'opération, toute espèce de trouble et d'inquiétude m'étaient étrangers, personne, avant de l'entreprendre, n'en a jamais éprouvé plus que moi; et si j'ai eu plus de succès que quelques autres, ce n'est pas chez moi plus d'habileté; une main sûre, un esprit que rien ne trouble et ne déconcerte, voilà à quoi je l'attribue.

TROISIÈME MÉTHODE,

OU

MÉTHODE PERFECTIONNÉE DE CHESELDEN,

SUIVANT LE SECOND PROCÉDÉ.

(DÉCRITE PAR SHARP.)

Après le mauvais succès des premières tentatives, M. Cheselden fit usage de la méthode suivante, et c'est maintenant la pratique de la plupart des opérateurs anglais.

Le malade étant placé sur une table, les mains et les pieds liés, et la sonde étant introduite comme dans l'ancienne manière de tailler, un aide-chirurgien la tient un peu inclinée d'un côté, de telle sorte que sa direction suive exactement le milieu du muscle érecteur de la verge du côté gauche, et de l'accélérateur de l'urine du même côté. On fait ensuite une très-grande incision à travers la peau et la graisse, commençant d'un côté du raphé, un peu au-dessus de l'endroit où l'on coupe dans le grand appareil, et finissant un peu au-dessous de l'anus, entre cette partie et la tubérosité de l'ischion. Cette incision doit être poussée profondément entre les muscles jusqu'à ce qu'on puisse sentir la glande prostate; alors on cherche l'endroit de la sonde, et l'ayant arrêtée où il faut, supposé qu'elle eût glissé, on tourne *en haut* le tranchant du bistouri, et on coupe toute la longueur des prostates de dedans en dehors, poussant en même temps en bas le rectum avec un ou deux doigts de la main gauche. Par ces précautions, on évite toujours de blesser l'intestin; après quoi l'opération se termine à-peu-près de la même manière que dans le grand appareil.

Si, ayant introduit les tenettes, on ne trouve pas aussitôt la pierre, il faut élever leurs branches, et les tenir presque perpendiculairement, afin de pouvoir la sentir; car, le plus souvent, quand elle est difficile à trouver, cela vient de ce qu'elle est logée dans un des sinus qui se forment quelquefois de chaque côté du col de la vessie, et qui s'avancent si fort en devant, que, si la pierre y est placée, les tenettes passent au-delà dans le moment qu'elles entrent dans la vessie. C'est pourquoi, si on ne prend garde à cette circonstance, il sera impossible de saisir la pierre, ou même de la sentir.

Lorsqu'elle se brise, il est beaucoup plus sûr de tirer les morceaux avec les tenettes que de les abandonner à eux-mêmes, pour qu'ils sortent avec l'urine; et s'ils ne sont pas plus gros que du sable, la curette est le meilleur instrument, et doit être préférée aux injections.

Le grand inconvénient de l'opération latérale est l'hémorragie qui arrive quelquefois dans les hommes; car, dans les enfans, le danger est si peu de chose, qu'il ne vaut pas la peine d'en parler. C'est là néanmoins la principale difficulté qui a empêché que cette opération ne fût pratiquée universellement. Mais, suivant toute apparence, elle deviendra plus commune quand on connaîtra mieux ce qu'elle vaut, et qu'on sera une fois bien convaincu que les fâcheuses suites de la plupart de ces hémorragies viennent plutôt d'une mauvaise façon d'opérer que de la nature de l'opération. Je crois pouvoir assurer que toutes les branches de l'artère hypogastrique qui sont situées sur ce côté des prostates, peuvent être saisies avec l'aiguille, si on a fait une plaie assez grande pour la pouvoir tourner librement au fond. Cependant c'est à quoi ont manqué beaucoup de chirurgiens; et, au lieu de faire une incision de trois ou quatre pouces de longueur dans un homme, ils se sont quelquefois contentés d'une qui n'avait pas plus d'un pouce. Dans ce cas, non-seulement il est impossible de lier les vaisseaux entre la peau et la vessie, mais cela empêche encore d'appliquer, comme il faut, de la charpie ou des styptiques sur l'artère qui fournit aux prostates. Ainsi il n'est pas surprenant qu'on ait été découragé de faire une opération dont la pratique est accompagnée d'une semblable difficulté.

Si, dans l'opération, il se trouve quelques gros vaisseaux de la plaie extérieure qui soient coupés, il est à propos d'en faire la ligature avant que de tirer la pierre; mais il n'arrive pas une fois en vingt qu'on soit obligé d'en venir là. Il est rare que les vaisseaux des prostates s'ouvrent un temps considérable après l'opération, s'ils ne donnaient pas de sang durant l'opération; mais comme c'est le propre de la fièvre symptomatique de dilater les vaisseaux et d'accélérer le mouvement du sang, il faut être sur ses gardes, particulièrement dans les gens pléthoriques, et tâcher de prévenir cet accident, en tirant dix ou douze onces de sang du bras, et donnant aussitôt après un narcotique.

Il ne reste plus qu'une difficulté de quelque importance, c'est le danger de blesser le rectum; mais cette difficulté est peu de chose, si l'opérateur observe la règle que j'ai établie sur cela.

Dans l'opération latérale, je le répéterai encore une fois, les hémorragies sont très-rares, et jamais ou presque jamais mortelles, quand elles sont bien conduites. Il n'en faut pas d'autre preuve que le succès extraordinaire avec lequel nous avons taillé depuis peu dans nos hôpitaux; je pense qu'il n'y en a jamais eu de pareil dans aucun temps ni dans aucun pays.

Les principales parties qui sont blessées par le bistouri dans cette méthode, sont le muscle transversal de la verge, le releveur de l'anus et la glande prostate.

L'incontinence d'urine est très-rare après l'opération latérale, et jamais, ou presque jamais, elle n'est suivie d'une fistule. Mais il semble que l'habileté à panser ensuite la plaie contribue beaucoup à prévenir ce dernier accident. J'ai vu quelquefois que, pour avoir négligé le pansement dans la méthode latérale, la vessie restait fistuleuse; mais la plaie étant dans une partie charnue, je n'ai pas eu beaucoup de peine à faire croître les chairs, et je l'ai ensuite consolidée. Ainsi je ne crois pas qu'on puisse maintenant regarder la fistule comme un des inconvéniens de l'appareil latéral.

Après l'opération, on traitera le malade à-peu-près de la manière suivante. Si les vaisseaux des prostates saignent, on appliquera sur la partie de la charpie sèche, ou trempée dans quelque eau styptique, telle que l'eau de vitriol, et on l'y tiendra considérablement pressée durant quelques heures. Le malade pourra aussi prendre un narcotique. Si la plaie ne saigne pas, un peu de charpie sèche, ou un plumasseau chargé de digestif et appliqué doucement, est ce qui convient le mieux.

L'endroit où est couché le malade doit avoir une fraîcheur médiocre, parce que la chaleur ne dispose pas seulement les vaisseaux à saigner de nouveau, mais qu'elle rend encore ordinairement le malade faible et languissant. Si, aussitôt après l'opération, il se plaint d'un mal d'estomac, ou même d'une douleur à l'endroit du ventre qui est près la vessie, ce n'est pas toujours un signe d'une inflammation dangereuse, et souvent cela se dissipe dans une demi-heure; cependant, pour en délivrer plus aisément le malade, il sera très-bon de fomenter la partie souffrante, en y appliquant chaudement une vessie de cochon, où l'on aura mis une décoction adoucissante. Si la douleur augmente au bout de deux ou trois heures, les suites en sont fort à craindre ; et, dans ce cas, il est nécessaire de saigner aussitôt, et de donner des lavemens émolliens, qui seront comme des fomentations pour les intestins.

Le premier symptôme favorable après l'opération, c'est que l'urine sorte librement. On connaît par-là que les lèvres de la plaie de la vessie et des prostates ne sont pas fort enflammées ; car souvent elles se tuméfient, et bouchent tellement l'orifice, que non-seulement elles empêchent la sortie de l'urine, mais encore de pouvoir introduire le doigt ou une sonde de femme ; d'où il arrive qu'on est quelquefois obligé de passer l'algalie dans l'urètre. Ce symptôme nous apprend aussi que les reins ne sont pas affectés dans l'opération jusqu'au point de cesser leur fonction, accident qui, quoique très-rare, peut néanmoins arriver. Si le malade devient languissant, et continue de n'avoir point d'appétit, les vésicatoires seront d'une grande utilité ; on peut les appliquer sans aucun danger et sans causer beaucoup de douleur, parce que, dans le cas présent, il n'y a jamais ou presque jamais de strangurie.

Vers le troisième ou le quatrième jour, il faut lâcher le ventre par un lavement; car, dans le commencement, il fait rarement de lui-même sa fonction, et cette méthode doit continuer, suivant que la prudence le demandera. Dès que le malade aura de l'appétit, on accordera des alimens légers; mais on aura soin qu'il ne mange pas trop à la fois.

Il arrive quelquefois, quinze jours ou trois semaines après l'opération, qu'un des testicules ou tous les deux se durcissent et s'enflamment : les fomentations et les topiques résolutifs suffisent d'ordinaire pour dissiper cet accident; ou si la suppuration survient, ce qui est très-rare, l'abcès n'est pas bien difficile à guérir.

Durant le traitement de la plaie, on peut la fomenter une ou deux fois le jour; et si les fesses se trouvent écorchées par l'urine, on les oindra avec l'onguent *nutritum*. Le pansement, depuis le commencement jusqu'à la fin, ne se fait ordinairement qu'avec un doux digestif ou de la charpie sèche; car tout le secret de guérir consiste dans le degré de force avec lequel on applique le bourdonnet. Si on l'enfonce durement, il devient une tente, et empêche la régénération des petits grains charnus et délicats jusqu'à ce qu'avec le temps la distension continuelle et la durée de l'écoulement de l'urine rendent toute la cavité calleuse et la font dégénérer en fistule. D'un autre côté, si on ne panse la plaie que superficiellement, comme les parties extérieures ont plus de disposition à se contracter et à se réunir que les intérieures, il en résultera un obstacle à l'écoulement de l'urine et du pus, qui, séjournant dans la plaie de la vessie, et n'étant pas évacués, durciront la partie, et occasionneront de même une fistule.

NOUVELLE MANIÈRE

DE PRATIQUER

L'OPÉRATION DE LA TAILLE,

PROPOSÉE

PAR M. THOMSON.

La forme du gorgeret tranchant de sir César Hawkins, depuis que cet instrument est en usage, a subi une foule de modifications diverses. Ces changemens ont été publiés et vantés, de manière à nous les faire croire si bien calculés, qu'il en devait résulter pour l'instrument toute la perfection dont il est susceptible ; à nous persuader qu'un chirurgien, en pratiquant l'opération de la taille, peut se contenter du gorgeret qui a été le dernier vanté, et qu'il n'a besoin d'accorder que peu d'attention à l'anatomie des parties qu'il doit diviser, et aux moyens les plus convenables de prévenir les difficultés qui ne se présentent que trop souvent dans la pratique de l'opération. Mais rarement nous pouvons rester long-temps dans cette persuasion; bientôt on aperçoit des fautes dans les changemens qu'on venait de faire avec tant de bonheur, et, pour y remédier, il faut trouver à l'instrument une nouvelle forme : le désir de le perfectionner est aujourd'hui porté si loin, que l'on peut à peine consentir à se servir d'un gorgeret dont on ne soit pas soi-même en partie l'inventeur, et que nous avons maintenant, chose qui devait résulter de cette manie, plus de gorgerets pour la taille que de lithotomistes pour la pratiquer. Ces formes, toujours nouvelles, et si promptement remplacées l'une par l'autre, sembleraient montrer, ou bien qu'elles ne sont pas difficiles à trouver, et qu'elles ne sont vraiment pas en elles-mêmes de grande importance, ou que le gorgeret, malgré tous les efforts qu'on a faits pour le perfectionner, est encore entaché de quelque vice essentiel, sinon incurable. Je ne dis rien des conséquences funestes qui parfois ont pu résulter d'erreurs dans la forme ou l'emploi de cet instrument, et que l'on a reconnu publiquement ou tacitement avouées, quand on a fait de nouveaux efforts pour le perfectionner; mais on admettra généralement :

1°. Que, quelle que soit la forme du gorgeret tranchant de sir César Hawkins, il faut un degré de force très-considérable pour l'introduire dans la vessie, sur le vivant comme sur le cadavre; un degré de force beaucoup plus grand qu'il n'est besoin pour introduire un scalpel ordinaire dans la même direction; une force dont l'emploi peut entraîner des accidens qui inquiètent et troublent l'opérateur à l'instant où il l'exerce.

2°. Que, chez quelques malades, le rectum étant dilaté au point de ne pas correspondre seulement à la face inférieure de la prostate, mais encore de s'élever à droite et à gauche sur les côtés de cette glande, le gorgeret, quoique dirigé convenablement, peut blesser l'intestin, et donner lieu ainsi, soit à une inflammation dangereuse, soit à une fistule stercorale difficile à guérir.

3°. Que la pointe ou le dos du gorgeret est sujet, à l'instant où on le pousse sur la sonde dans la vessie, à glisser hors de la cannelure de la sonde pour se porter soit devant, soit derrière la vessie, accidens généralement funestes dans leurs conséquences.

4°. Enfin, qu'en opérant avec le gorgeret, le chirurgien ne peut jamais être sûr que la plaie faite à la prostate et au col de la vessie sera assez large pour permettre librement l'introduction des tenettes, et ensuite l'extraction de la pierre.

Le couteau ou scalpel de M. Cheselden, quand il est habilement dirigé, n'offre point le premier, le troisième, le quatrième des inconvéniens reprochés au gorgeret tranchant; on peut éviter le second en se servant du couteau de la manière suivante :

Après avoir fait l'incision externe et divisé la portion membraneuse de l'urètre, comme on le fait ordinairement pour introduire le bec du gorgeret, une sonde cannelée droite, semblable à celle représentée dans la planche (*fig.* 6), doit être introduite sur la cannelure de la sonde recourbée, et poussée sur elle dans la vessie. La sonde recourbée est alors retirée, et le chirurgien saisissant le manche de la sonde droite avec la main gauche, tournant sa cannelure *en haut* et un peu *en dehors*, il en abaisse le dos en pressant vers la tubérosité droite de l'ischion, et la tient avec fermeté dans cette position; la pointe d'un scalpel à dos droit étant alors introduite dans la cannelure de la sonde, et son bord tranchant incliné *en haut* et un peu *en dehors*, il doit être doucement poussé en avant dans la vessie. Le scalpel ne doit avoir de largeur que ce qu'il faut pour faire, à la prostate et au col de la vessie, une plaie qui puisse recevoir l'indicateur de la main gauche. Le scalpel étant ôté, ce doigt doit être introduit dans la vessie, au travers de la plaie qui a été faite, et la sonde peut alors être retirée. A l'aide du doigt, le chirurgien cherche à s'assurer du volume et de la situation de la pierre. Si, d'après ces recherches, il juge que l'incision faite au col de la vessie est trop petite pour que l'extraction de la pierre ait lieu aisément, il introduit dans la vessie un bistouri boutonné droit, sur la partie antérieure de son doigt, et le bord tranchant en haut. En tournant ce bord à gauche, en tenant l'extrémité de son doigt toujours audelà de la pointe, il peut diviser avec sécurité, dans la direction de la première incision, ce qu'il croira nécessaire de la prostate et du col de la vessie.

Lorsque l'opérateur, d'après un examen qu'il a soin de faire, n'a pas lieu de penser que le rectum, par sa dilatation, soit en danger d'être blessé, la cannelure de la sonde, et par suite le bord tranchant du scalpel, peuvent être tournés vers le côté gauche, en faisant l'incision interne; mais s'il soupçonne que la pierre est d'un volume considérable, et qu'il sera nécessaire de faire une ouverture proportionnellement large, le dos de la sonde peut être assujetti, comme en introduisant le gorgeret de M. Peile, sur l'arcade du pubis, et le scalpel ensuite introduit et porté en avant dans la vessie, le bord tranchant en dehors et en bas. Dans l'un et l'autre de ces cas, l'agrandissement de l'incision interne sera plus aisé et plus sûr avec le bistouri boutonné, suivant la manière qui a été décrite, qu'en se servant de quelque instrument tranchant, dont l'action n'est pas dirigée à l'aide d'un doigt introduit préalablement dans la vessie.

Cette manière d'opérer diffère, on le voit de suite, de celle qu'on suit aujourd'hui généralement dans cette contrée : 1°. sous le rapport des instrumens dont on se sert pour faire l'incision interne; 2°. quant à la direction de l'incision elle-même dans quelques circonstances; 3°. par l'introduction constante du doigt dans la vessie avant celle des pinces, pour s'assurer de l'étendue de l'incision interne, et, s'il se peut, du volume et de la situation de la pierre; 4°. en ce que l'on emploie le doigt comme un conducteur, pour diriger le couteau dans tous les cas où il peut être nécessaire d'agrandir l'incision interne.

Ce que je hasarde de proposer au public,

n'est peut-être qu'une tentative infructueuse ajoutée à celles qui ont déjà été faites pour perfectionner l'opération de la taille ; mais du moins on ne m'accusera pas, j'espère, d'avoir ajouté à l'embarras des instrumens dont on prétend chaque jour enrichir notre art, et dont l'objet ou le but principal, si effectivement ils en ont un, paraît être, en général, de remplacer, chez ceux qui doivent s'en servir, les connaissances anatomiques et l'adresse qu'ils n'ont pas.

PREMIÈRE OBSERVATION.

JACQUES ARCHIBALD, AGÉ DE QUATRE ANS.

Infirmerie royale, 13 juin 1808.

La partie inférieure du ventre est un peu gonflée, tendue et douloureuse; il existe une douleur presque constante à l'extrémité de la verge, beaucoup de douleur et de difficulté dans l'excrétion des urines. Celles-ci sortent par gouttes, elles ne peuvent passer à plein jet. — Pouls, 120 pulsations. — Peau chaude. — Langue nette. — Depuis deux jours urines rares.

Depuis huit mois, l'excrétion des urines est douloureuse et difficile; mais les symptômes ont considérablement augmenté depuis quelque temps. Divers moyens ont été employés sans avantage.

Bain tiède d'un quart d'heure. Les urines sortent alors assez librement; le gonflement et la tension du ventre ont beaucoup diminué.

Habeat cras mane, bol. ex p. jalap. gr. vj. Calomel, gr. j.

— 18 *id.* Une sonde a été introduite aujourd'hui dans la vessie, et l'existence d'une pierre reconnue distinctement.

Bain tiède chaque soir.

3 juillet. *Habeat vespere infus. sennæ ℥ j.*

— 4 *id.* On a pratiqué aujourd'hui la taille latérale; mais, au lieu d'une sonde ordinaire, M. Thomson en a employé une dont la cannelure était sur la partie latérale et concave.

L'incision externe ayant été faite, la pointe du couteau a été introduite dans la cannelure de la sonde, et portée en avant, dans la vessie, son bord tranchant étant tourné en haut et en dehors, et une petite pierre de forme ovale, à surface inégale, a été retirée avec les tenettes, à la manière ordinaire.

— 5 *id.* Le malade s'est trouvé bien depuis l'opération. L'urine qui sort principalement par la plaie, a été aussi rendue par l'urètre. Le pouls, qui, depuis l'entrée à l'hôpital, avait offert 120 pulsations, s'est élevé à 150. Le malade dit ne point éprouver de douleur dans le ventre.

On a observé depuis quelque temps qu'il se portait les doigts dans le nez, et qu'il grinçait des dents, particulièrement pendant le sommeil. Il a pris depuis l'opération trois grains de calomel, qui n'ont point encore produit d'effet.

Habeat pulv. ex calom. gr. jss. Sacchari purissimi gr. vj. Omni secundâ horâ ad alvi dejectionem.

— 6 *id.* Sept grains de calomel et quatre drachmes d'huile de castor, n'ayant point procuré de selles, un lavement ordinaire a été donné hier soir; il a procuré une selle copieuse. La nuit a été bonne. L'urine continue à sortir, partie par la plaie, partie par la verge. Pouls, environ 136 pulsations.

Contin. pulv. ex calomel.

Quelques fraises chaque jour.

— 7 *id.* Il a pris quatre fois de la poudre, et deux selles ont eu lieu depuis hier. La nuit a été bonne. Pouls, 120 pulsations. L'urine continue à couler par la plaie et par la verge.

Intermit. pulv. ex calom.

8 *id.* Il a eu trois selles depuis hier. Un petit fragment de pierre est sorti aujourd'hui par la verge; l'urine a coulé alors assez librement. Pouls, environ 118 pulsations.

Contin. omn.

— 9 *id. Habeat sem. sant. sc. j, ex syrupi simp. ℥ss.*

10 *id. Repet. pulv. sem. santonici.*

— 11 *id.* L'urine continue encore à couler par la verge et par la plaie. Pouls, environ 116 pulsations. Peau fraîche. Ventre libre. Il s'est plaint depuis deux jours de mal d'oreilles.

Contin. sem. santon. ex syrupi simpl. ℨ ij.

— 12 *id.* Il a rendu pendant la nuit un gros ver de la classe des ascarides lombricoïdes.

13 *id.* Depuis hier, il a encore rendu par en bas un ver de la même classe. Il continue à être bien sous tous les rapports. Pouls, environ 100.

Contin. sem. sant.

— 14 *id.* Deux lombricoïdes sont sortis depuis hier.

Contin. sem. sant.

— 15 *id.* Il continue à être bien; l'urine sort en grande partie par la verge. La plaie paraît marcher vers la cicatrisation.

Contin. sem. sant.

— 22 *id. Repet. sem. sant.*

— 26 *id. Plus de fraises.*

— 27 *id. Cras mane cap. pulv. ex jalap. gr. x, calom. gr. ij.*

2 août. *Repet. pulv. vermifug.*

— 6 *id.* Depuis dix jours, l'urine sort entièrement par la voie naturelle ; la plaie est complétement cicatrisée.

Il sort gueri, emportant avec lui des poudres vermifuges et laxatives.

M. Thomson avait été conduit à donner à la sonde la forme indiquée dans l'observation, par suite d'essais plusieurs fois répétés sur le cadavre, et avec avantage, à ce qu'il croyait; il voulait aussi rendre l'opération plus simple, en dispensant d'employer la sonde droite qu'il a proposée ; mais, en opérant ici avec la sonde courbe, il trouva beaucoup de difficultés à porter en avant, le long de sa cannelure, la pointe du couteau, et cette circonstance rendit peut-être l'opération plus longue qu'elle n'eût été en procédant autrement : au reste, il n'en est résulté aucun inconvénient pour le malade; l'histoire et le résultat de l'opération le prouvent évidemment.

Quant à l'affection vermineuse, M. Thomson ne pense point avec M. Deschamps, dont il loue d'ailleurs beaucoup l'ouvrage, qu'il faille attendre, pour la traiter, que le malade soit rétabli des suites de l'opération, et pendant ce temps-là, amuser les vers en alimentaut le malade.

Seconde Observation.

ROBERT WALKER, AGÉ DE CINQUANTE ANS.

Infirmerie royale, 27 juin 1808.

Le malade éprouve une forte envie d'uriner, ce qu'il ne peut faire sans beaucoup de douleur et de difficulté.

Quelquefois l'urine sort par gouttes, et d'autres fois à plein jet; mais souvent elle s'arrête tout-à-coup, sans cause apparente, et l'envie d'uriner continue. Il éprouve alors une vive douleur, qui semble se faire sentir vers le col de la vessie, et qui se fixe à la pointe de la verge. Il éprouve aussi une douleur sourde dans les lombes, un sentiment de torpeur dans les cuisses, et les testicules semblent être tirés l'un vers l'autre.

Ces symptômes se font sur-tout remarquer avant l'excrétion des urines; mais il est rare qu'ils cessent entièrement. L'excrétion des urines est très-facile, quand le corps est penché en avant, et quelquefois, quand le cours des urines est arrêté, il se rétablit si le malade change de position. A une époque, il avait coutume d'observer, après avoir uriné, un écoulement de matière glaireuse par l'urètre; mais depuis quelque temps, il n'y en a point eu, ou presque pas. Quand la douleur est très-vive, il éprouve parfois, dans la région de l'estomac, un sentiment de malaise, accompagné d'envie de vomir, et quelquefois de vomissemens.

Lorsqu'il fait de grands efforts pour uriner, un *prolapsus ani* arrive quelquefois; mais aussitôt que l'effort a cessé, l'intestin remonte de lui-même. L'exercice et la constipation aggravent ces symptômes : l'affection date d'environ un an; elle a augmenté par degrés : le malade n'en connait point la cause. Elle a été à son début accompagnée d'un fort dévoiement, qui a duré plusieurs mois : le malade a fait usage de divers remèdes dont il ignore la nature, et dont il n'a obtenu aucun soulagement. L'envie fréquente d'uriner fait qu'il dort mal. L'appétit est assez bon, le pouls naturel : il y a un peu de constipation.

Habeat vespere haust. ex ol. ricin.

— 28 *id.* La médecine n'a point produit d'effet.

Repet. haust. ex ol. ricin.

— 29 *id.* Il a été sondé aujourd'hui ; mais on n'a point senti la pierre.

H. 8vâ, hab. stat. haust. anod.

— 30 *id. Hab. pilul. rhei comp. iij, statim.*

4 juillet. *Hab. vespere ol. ricin.* ℥ *j.*
Bain tiède demain matin.

— 5 *id.* Pour pratiquer aujourd'hui la taille latérale, la sonde courbe ordinaire a été introduite dans la vessie, et la pierre distinctement sentie. L'incision externe ayant été faite à la manière accoutumée, et la partie membraneuse de l'urètre ayant été divisée, une sonde *cannelée* droite a été poussée dans la vessie le long de la cannelure de la sonde *courbe;* la sonde *courbe* étant retirée, et la pierre sentie avec la sonde *droite*, l'incision interne a été faite avec un large scalpel, conduit le long de la cannelure de la sonde, son bord tranchant étant dirigé *en haut et en dehors*. La pierre a été alors sentie par l'extrémité du doigt porté dans la vessie, ainsi que par les tenettes introduites le long d'un gorgeret mousse ; mais quand on a cherché à la saisir, elle a semblé fuir devant les tenettes, et on ne l'a plus trouvée. La sonde courbe, à deux fois différentes, a été réintroduite par l'urètre, et la pierre distinctement sentie ; mais, après avoir encore inutilement cherché à la découvrir et à la saisir avec les tenettes, le malade paroissant considérablement fatigué, on a jugé à propos de le laisser reposer pour l'instant, et de ne pas continuer plus long-temps les tentatives.

Hab. stat. haust. anod. ex tinct. opii. gtt. xl. Habeat mist. salin. diaphoret. ℥j, 2dâ q. q. horâ.

— 6 *id.* Il a passé une nuit tranquille, mais sans dormir beaucoup : il a eu une légère selle peu de temps après l'opération. L'excrétion des urines, qui se fait par jets interrompus, est accompagnée d'un peu de douleur. Pouls, 82 puls. Peau moite. Le malade ne souffre, dit-il, qu'à l'endroit de la plaie.

Cont. mist. salin. diaph. Habeat stat. haust. ex ol. ricin. et repet. post hor. iij, nisi priùs respond. alvus.

— 7 *id.* La médecine a déterminé quatre ou cinq selles. La nuit a été assez bonne. Il ne souffre point, si ce n'est quand il urine : la douleur qu'il éprouve ressemble, dit-il, précisément à celle qu'il ressentait en urinant avant l'opération. P. 76 puls. Peau moite.

Cont. mist. salin. diaphoret.

— 8. *id.* La nuit a été bonne; point de selle depuis hier, mais sensation incommode de tenesme. P. 82 puls. environ. Il a vomi une fois ce matin, à l'instant où le tenesme et l'envie d'uriner commençaient à se faire sentir, chose qui avait lieu habituellement avant l'opération. Le ventre est mou au toucher et sans douleur à la pression.

Cont. mist.

— 9 *id.* Il y a eu pendant la nuit tenesme incommode; mais il est diminué depuis ce matin. Point de selle depuis hier. P. 86. puls. environ. Langue blanchâtre, humide; abdomen toujours sans douleur.

Habeat elect. lenitivi, ℥ss.

— 10 *id.* La médecine a procuré deux selles. Le tenesme et la douleur, en urinant, ont diminué à la suite de cette évacuation. On a cherché ce matin à extraire la pierre, en introduisant un gorgeret mousse sur la cannelure de la sonde courbe, et elle a été retirée avec peine, après de grandes difficultés pour la saisir avec les tenettes, et après avoir dilaté à l'aide d'un bistouri à pointe mousse. La pierre offre une surface inégale; elle a un pouce et demi de long, et à peu-près la même étendue dans le sens de sa largeur.

Habeat stat. haust. anod. ex tinct. opii. gtt. xl.

— 11 *id.* La nuit a été bonne; le tenesme et la douleur en urinant ont cessé depuis l'extraction de la pierre. Le malade, depuis la visite d'hier, a été trois fois librement à la selle. P. 82 puls. Peau moite. L'abdomen continue à être sans douleur.

Cont. haust. h. s. ex tinct. opii. gtt. xxx.

— 12 *id.* Il est allé deux fois librement à la selle depuis hier. P. environ 80 puls. Il continue à être bien sous tous les rapports.

Cont. mist. diaph. salin. et haust. anod.

— 13 *id.* La nuit a été bonne ; il a eu deux selles depuis hier. L'urine coule librement par la plaie : celle-ci présente un bon aspect.

Contin. med.

— 14 *id.* Le malade est toujours bien.

Habeat vini rub. ℥ *vj in dies. Cont. med.*

— 16 *id. Augeat. vinum ad* ℥ *viiij in dies. Cont. Haust. anod. ex tinct. opii gtt. xlv.*

— 17 *id.* Il a eu hier, pour souper et déjeuner, 2lb. de bière.

Cont. cerevis. fort. et alia medicamenta.

— 20 *id.* Chaque jour un petit morceau de *bifteck.*

— 23 *id. Cont. cerevis.* Plus de bouillon. *Aug. vinum ad* ℥ *x.*

1er. *août.* L'urine sort en grande partie par la verge. La plaie se cicatrise ; mais les granulations de ses bords sont un peu trop développées.

— 4 *id.* Les bords de la plaie semblent réunis. L'urine sort entièrement par la verge depuis trois jours.

— 6 *id.* La cicatrisation de la plaie paraît complète.

Le malade sort guéri.

P. S. En juillet 1810, M. Thomson eut des nouvelles de Robert Walker. Depuis l'opération, il avait toujours joui d'une excellente santé.

Lorsque l'on a pénétré dans la vessie par des incisions convenables, et qu'après des recherches faites avec soin à l'aide des doigts, des tenettes et du bouton, la pierre ne peut être sentie, M. Thomson pense qu'on ne doit pas plus long-temps s'obstiner à la trouver; mais qu'il faut remettre le malade au lit, et ne pas faire de nouvelles tentatives avant que la fièvre qui résulte de l'opération ne soit diminuée, parce que les frottemens des tenettes contre la surface interne de la vessie peuvent avoir des suites funestes; parce que l'on a des exemples de petites pierres que l'on n'avait pu sentir à l'instant de l'opération, malgré des recherches faites avec le plus grand soin, et qui sont ensuite sorties d'elles-mêmes au travers de la plaie; et que, dans certains cas, des pierres restées dans la vessie, se sont rapprochées de son col, et placées, sans le secours de l'art, de manière à pouvoir être plus aisément extraites qu'à l'instant où l'on avait fait les incisions. C'est pour cela, sans doute, que l'on a proposé de faire l'opération de la taille *en deux temps;* mais M. Thomson ne l'admet point pour les cas ordinaires.

Du reste, si, après avoir pratiqué soi-même l'opération de la taille et rencontré des difficultés semblables, on trouve des fautes dans cette opération, on rendra service à M. Thomson en les lui indiquant, et en le mettant ainsi à même d'apprendre aux autres à les éviter.

M. Thomson croit que, dans cette observation, la pierre était logée dans une espèce de sac ou de poche, formée sur les côtés de la vessie, et d'où elle se promenait plus ou moins suivant les circonstances ; mais c'est, dit-il, une conjecture qui n'aurait pu être vérifiée que par la mort et l'ouverture du sujet.

Troisième Observation.

ROBERT SUTHERLAND, AGÉ DE QUATRE ANS.

Infirmerie royale, 27 mai 1808.

Le malade était à l'hôpital, il y a environ neuf mois, pour des douleurs qui avaient leur siége dans les voies urinaires, et dès cette époque on s'était assuré qu'il existait un calcul dans la vessie.

Il urine fréquemment, et par gouttes, quoique souvent l'urine coule sans qu'il s'en aperçoive. Il éprouve alors une douleur vive, au point de jeter des cris, et de se prendre avec la main la verge à sa racine ; alors aussi les testicules remontent vers l'anneau. Mais ces symptômes ne se renouvellent pas à chaque fois qu'il urine ; ils reviennent par intervalles irréguliers. L'urine est comme dans l'état naturel ; seulement elle contient parfois un peu de sang. Depuis sa naissance, les urines sont toujours sorties par gouttes : les symptômes, exposés plus haut, ont été observés, pour la première fois, il y a environ dix-huit mois ; mais on n'a obtenu ces renseignemens que par des voies indirectes ; car le malade ne veut rien dire de ce qu'il éprouve.

Le pouls a 85 pulsations, la santé est bonne, le ventre libre.

R. calomel. gr. iij. Sacchari. gr. vj. M. C. H. S. Repet. cras.

Quoque balneum tepid. H. S.

— 28 *id.* Les médicamens et le bain prescrits ont été donnés. Aujourd'hui M. Thomson a pratiqué l'opération de la taille. Après avoir fait l'incision externe, à la manière ordinaire, sur une sonde courbe introduite dans la vessie, il a glissé dans la cavité de cet organe une *sonde droite*, le long de la cannelure de la sonde courbe, et celle-ci étant retirée, il a incisé le col de la vessie en tenant le bord tranchant de son couteau dirigé *en haut et un peu en dehors*. Les tenettes ont alors été introduites, après avoir légèrement dilaté à l'aide d'un bistouri, et l'on a retiré une petite pierre à surface inégale, et d'un brun pâle.

— 29 *id.* Il a dormi hier une grande partie de l'après-midi, et pendant la nuit. Pouls, environ 120 puls. Langue humide. Ventre sans tension et sans douleur.

Bain tiède.

R. calomel. gr. ij. Sach. gr. vj. M. ft. tal. iij. Sig. Une de ces poudres chaque heure, jusqu'à ce qu'elles opèrent.

— 30 *id.* Il ne s'est pas bien trouvé hier après la visite; il paraissait souffrir quand on pressait la région hypogastrique. On lui a appliqué sept sangsues à cette partie, dans le courant de la soirée, et un bain tiède d'environ vingt minutes, qu'il a pris, a paru le soulager. Le calomel n'a point procuré de selles; mais un lavement d'eau tiède en a déterminé une ce matin. Pouls, 140 puls. environ. Langue blanche.

Cap. P. jalap. Co. ℈ j. et repet. bal. tepid.

— 31 *id.* Le jalap a été vomi, et un lavement purgatif donné dans le courant de la soirée. Pendant l'action de ce remède, il y a eu un vomissement considérable de matières liquides, bilieuses, jaunâtres; la selle était copieuse et de couleur verte. Il n'a pas très-bien dormi pendant la nuit. La peau est moite. Le pouls paraît un peu faible.

Habeat calom. gr. iv. ex sacchari albi. gr. vj.

R. Syrupi ℥ j. Aq. cassiæ ℥ ss. Sp. salin. arom. ʒ *ij. Aquæ font.* ℥ *iv. M. sig.*

Une forte cuillerée chaque heure.

R. Semi. coriand. stat. ℥ j. Aquæ lb. j. Tere semin. coque ad ℥ viij. et injic. stat.

1er. juin. *Cap. stat. pulv. jalap. com.* ʒ*ss.*

Visite du matin. — Il a pris seize grains de calomel dans l'après-midi, mais sans qu'il en soit résulté d'évacuation alvine. Il avait pris hier soir un lavement de coriandre, il en a pris un purgatif ce matin; mais il n'en est résulté que l'excrétion d'une petite quantité de matières fécales verdâtres. Il a pris ce matin, à huit heures, une demi-drachme de poudre composée de jalap, qu'il n'a point encore rendue. Il n'a pas passé une très bonne-nuit; mais il a dormi assez long-temps, par suite d'une potion opiacée prise le matin.

Habeat. jus. pp. c.

Mort aujourd'hui, deux heures après la visite du soir.

Je n'eus de peine, dit M. Thomson, ni à trouver, ni à extraire la pierre; aussi je me flattais de l'espoir d'un résultat heureux, j'avais même osé l'annoncer; mais on voit par l'événement combien je dus être trompé dans mon attente. Comme, malgré toutes mes instances, la grand'mère de l'enfant ne voulut point permettre que je fisse l'ouverture du corps, je ne puis point déterminer précisément quelle a été la cause de la mort. Après l'opération, il s'est trouvé, pendant environ trente heures, aussi bien que j'aie jamais vu un malade, vieux ou jeune, l'être après l'opération de la taille. Le 30 mai, comme on l'a vu, il paraissait souffrir quand on pressait la région sus-pubienne; mais je doutai fort qu'il souffrît effectivement; car il n'y a eu de tension dans la région de la vessie, ni alors ni plus tard, et l'enfant se plaignait à chaque fois qu'il était touché par tout autre que sa grand'-mère. Cependant on appliqua par précaution des sangsues sur l'abdomen; mais ni moi, ni mes collègues, ne jugeâmes nécessaire d'en appliquer de nouveau ou de tirer du sang par une saignée du bras.

Je regardai la maladie comme une fièvre bilieuse, et, comme on le voit par les prescriptions, je l'envisageai toujours de même jusqu'à l'instant de la mort. Ce qui a servi encore à me confirmer dans cette opinion, c'est que j'ai appris qu'un enfant de la même famille, lequel n'avait point subi d'opération, était mort d'une affection entièrement semblable. Que si, dans ce cas, la mort de mon malade a dépendu d'une autre cause que celle que je soupçonne, au moins les symptômes ne ressemblaient-ils point à ce que j'avais eu occasion d'observer chez des malades affectés d'inflammation à la vessie, après l'opération de la taille.

Quatrième Observation.

Les détails dont cette observation se compose, furent transmis à M. Thomson par une lettre qu'il reçut du malade lui-même, quelques jours avant de publier son ouvrage : c'était un prêtre de ses amis. La simplicité, l'exactitude et la précision avec lesquelles il trace lui-même l'histoire de sa maladie, ont engagé M. Thomson à conserver ses propres expressions, et à mettre sa lettre sous les yeux du lecteur.

10 *juillet* 1810.

Les premiers symptômes de ma maladie se manifestèrent, je crois, dans l'été de 1803. Mon cheval fit un faux pas, je tirai la bride pour l'empêcher de tomber tout-à-fait ; j'éprouvai à l'instant de cette secousse subite comme la sensation d'une arme aiguë, dont la pointe m'eût été enfoncée dans l'abdomen; et en mettant pied à terre, je fus tout surpris de voir mon urine mêlée de beaucoup de sang. Trois ou quatre heures après environ, elle n'en contint plus, et la douleur cessa. Mais souvent, depuis cette époque, si je faisais à cheval une course de dix ou douze milles d'un seul trait, je trouvais mon urine teinte de sang, et je souffrais dans l'urètre. Des marches assez fortes eurent lieu sans produire cet effet jusqu'au mois de septembre 1807 ; alors, si je faisais à pied ou à cheval une course de deux milles, mon urine était mêlée de sang, et j'éprouvais une douleur très-vive dans la vessie et dans l'urètre, souvent accompagnée de beaucoup de difficulté en urinant. Depuis cette époque, et durant l'hiver et le printemps qui suivirent, je continuai à souffrir beaucoup en faisant quelque mouvement, et souvent même dans un état d'inaction complète, à moins que je ne fusse au lit. En avril 1808, je fis connaître au docteur Gregory l'état où je me trouvais; il m'écrivit que, d'après les détails que je lui transmettais, il soupçonnait que j'avais une pierre dans la vessie, et qu'il était indispensablement nécessaire de me faire sonder avant que l'on pût rien entreprendre pour moi. C'est ce qu'on essaya chez moi par deux fois; mais, à chaque fois, les tentatives furent également sans succès. Le chirurgien qui me sonda, trouva dans l'urètre un resserrement qui ne permettait point à l'instrument de passer. Le 15 mai 1808, j'eus un fort accès de fièvre, et un de mes testicules prit un volume égal à celui du poing. Le gonflement diminua par des applications d'eau de Goulard; mais le testicule était loin d'être revenu à son volume naturel, lorsque je fus à Edimbourg le 29 juin. Vous vous rappelez peut-être que, le 1er. juillet, vous me sondâtes en présence des docteurs Gregory et Gordon, et que vous reconnûtes alors, à n'en pouvoir douter, que j'avais une pierre dans la vessie. Quelques jours après, vous commençâtes à introduire la bougie, dans l'intention de faire disparaître le resserrement que vous aviez trouvé dans l'urètre, et vous continuâtes à le faire pendant quatre ou cinq semaines, tous les deux ou trois jours: je m'en trouvai bien, et, grâce aussi à l'eau de soude que vous me conseillâtes de prendre en quantité modérée, je me sentis considérablement soulagé. Ce fut dans cet état que je retournai chez moi le 29 d'août, emportant d'Edimbourg quelque douzaine de bouteilles d'eau de soude et du sur-carbonate de potasse en quantité, pour tenir lieu de la sonde, dont je fis usage comme vous l'aviez ordonné; et si je continuai à souffrir, ce fut d'une manière supportable, jusque vers le milieu de novembre. A cette époque, je commençai à ressentir beaucoup de douleur, particulièrement après avoir uriné, ce que je faisais très-fréquemment, mais aussi en si petite quantité, que souvent je rendais à peine une cuillerée à café d'urine. Le 8 décembre, j'éprouvai une douleur excessive, qui fut suivie de fièvre et de gonflement dans l'autre testicule: dès-lors il ne me fut plus possible de mouvoir sans beaucoup souffrir, et je ne passai que très-rarement le seuil de ma porte jusqu'au 1er. mars 1809, que je partis pour Edimbourg. J'arrivai dans cette ville le 3, et j'y subis, le 10 du même mois, l'opération de la taille. Vous vous rappelez probablement que, le jour de l'opération, j'eus pendant la nuit un nouvel accès de fièvre très-fort, et peut-être pas sans danger. Dans la matinée du 11, vous me trouvâtes considérablement soulagé, et, depuis ce temps, ma maladie n'a plus offert de symptômes fâcheux.

J'allai toujours de mieux en mieux, et sept semaines après l'opération, c'est-à-dire vers le 28 avril 1809, je me trouvai au coin de mon feu, faible, il est vrai, mais jouissant d'ailleurs d'une assez bonne santé. Je continuai à me trouver un peu faible durant l'été; vers le milieu de septembre, mes forces étaient si bien rétablies, que je pouvais faire à pied, dans la matinée, huit et même dix milles sans me fatiguer beaucoup. J'éprouvais quelquefois des douleurs que la crainte me faisait attribuer à un reste de resserrement dans l'urètre; mais cela ne m'empêchait ni de marcher, ni de monter à cheval. Les douleurs cependant augmentèrent en décembre; j'éprouvai une envie très-fréquente d'uriner. Je fus un peu inquiet: l'excrétion des urines était accompagnée de beaucoup de douleur dans l'urètre, et, à ce que j'imaginais, dans la vessie aussitôt qu'elle avait commencé;

mais dès qu'elle n'avait plus lieu, je me trouvais soulagé. Bientôt cependant je ne souffris plus, et depuis le milieu du mois de janvier dernier jusqu'à ce jour, je me suis bien porté : depuis vingt ans je n'avais jamais joui d'une meilleure santé.

A l'âge de neuf ans j'avais eu une attaque de fièvre intermittente qui m'avait conduit aux portes de la mort; depuis ce temps, elle s'était renouvelée chaque année, le printemps et l'automne, et quelquefois il y avait eu jusqu'à trois ou quatre accès par an; mais à compter de la nuit du 10 mars 1808, époque à laquelle je subis l'opération, je n'en ai pas eu la plus légère atteinte; et, depuis quarante-cinq ans, je n'avais jamais été la moitié autant de temps sans en éprouver: c'est une chose dont je suis sûr. A l'âge de cinquante-six ans, je ne puis avoir la vigueur d'un jeune homme de trente; mais aujourd'hui je me porte très-bien, et je ne m'aperçois en aucune façon de la maladie dangereuse dont vous m'avez si habilement débarrassé.

W. R.

Cette observation offre l'exemple d'un état de constriction de l'urètre, dépendant de la présence d'une pierre dans la vessie : on y voit également deux maladies, une locale, l'autre générale, occasionnées par l'état de resserrement de l'urètre, et guéries quand cet état eut cessé.

L'opération fut pratiquée ici, comme dans la seconde et la troisième observation, suivant la manière que propose M. Thomson, et en présence de MM. Bell, Wood, Gordon et Erskine : le docteur Brown y assista à titre d'aide. La pierre, dit M. Thomson, était petite ; j'en fis l'extraction sans difficulté. On donna au malade, après l'opération, une préparation opiacée, dans l'intention de calmer la douleur et de procurer quelque repos. Bientôt cependant, après avoir été mis au lit, il fut pris d'un accès de fièvre avec froid et tremblement; c'est la plus longue et la plus forte de toutes celles auxquelles j'ai vu les malades échapper. Elle se maintint plus de cinq heures entières toujours aussi forte. Pendant tout ce temps, le malade, qui est naturellement pâle et très-maigre, présentait l'aspect de la mort. On fit des applications chaudes sur diverses parties du corps; mais ce fut du punch un peu fort qui parut le premier faire cesser l'accès du froid : heureusement pour le malade, la chaleur qui succéda ne fut point aussi forte. Il dormit bien pendant la nuit. Le lendemain matin, à son réveil, il était aussi bien que j'aie jamais vu un malade l'être aussi peu de temps après l'opération.

On prescrivit les boissons alcalines sans en attendre beaucoup de succès; toutefois le soulagement qu'il éprouva aussitôt qu'il commença à en faire usage, fut plus prompt et plus marqué qu'il n'arrive ordinairement, même dans les cas où elles sont données avec le plus d'avantage; il le fut vraiment au point de me faire penser qu'il ne dépendait pas de quelque action chimique exercée par les boissons sur la pierre, ni même sur un sédiment d'acide urique et de phosphate que l'on trouvait dans les urines.

Dans le cas rapporté ici, j'agrandis, comme dans les précédens, à l'aide d'un bistouri boutonné, l'incision interne faite par le scalpel, et je me servis de mon doigt en même temps pour diriger le bistouri et pour chercher la pierre, beaucoup plus librement qu'on ne le fait ordinairement dans l'opération avec le gorgeret.

Je ne dis rien de la méthode que je propose, et que j'ai suivie dans les trois dernières observations; mais si j'avais continué à opérer sur le vivant, j'aurais, je pense, continué à l'employer. Au reste, je crois que l'on peut aussi bien pratiquer l'opération de la taille avec tous les instrumens tranchans aujourd'hui en usage, pourvu qu'on s'en serve avec précaution; mais si je choisissais, je préférerais encore un scalpel ordinaire et un bistouri boutonné à tout autre instrument plus compliqué ou plus ingénieux.

MÉTHODE DE LE DRAN.

Je ne décrirai ici que la manière dont j'opère depuis quelques années, et que j'ai adoptée, parce qu'elle me réussit presque toujours, même pour l'extraction des plus grosses pierres. De cette réussite si souvent répétée, je puis conclure qu'elle est aussi peu susceptible d'inconvéniens qu'aucune des autres méthodes.

Tout étant prêt pour l'opération, il faut mettre le malade dans une situation commode pour le chirurgien, et l'y assujettir de manière qu'il ne puisse se remuer. Pour cela, on le pose sur la table qui a été préparée; les fesses doivent être au niveau du bord de cette table, le dos appuyé sur le dossier, et la tête soutenue par des oreillers.

Deux aides-chirurgiens lui relèvent les genoux, et lui assujettissent les pieds et les mains avec des liens, suivant l'usage. Ceux dont je me sers ne sont pas embarrassans; ils sont mis en un instant, on peut les ôter aussi vite, et sans effrayer le malade, qui souvent, dans la crainte où il est, ne s'aperçoit pas qu'on les lui met ; ils s'assujettissent aussi fermement que ces grands liens dont on se sert dans les hôpitaux, et qui sont décrits dans les traités de lithotomie. Chacun des deux liens est une tresse de fil fort, large de deux pouces, longue de deux pieds ou environ, et dont les deux bouts sont réunis par une couture, de manière qu'on pourrait lui faire décrire un cercle : la tresse étant ainsi pliée en deux, le lien n'a plus qu'un pied de long. Un nœud coulant, fait d'une pareille tresse, rapproche et embrasse ensemble les deux côtés de ce lien, qui alors fait une espèce de 8. Ce nœud n'est pas fixe, c'est-à-dire qu'on peut le faire couler vers l'un ou vers l'autre bout du lien ; chacun des deux aides passe une des mains du malade dans l'un des bouts du lien, et il l'assujettit avec le nœud coulant à l'endroit de la jointure du poignet : aussitôt il fait passer l'autre bout du lien dans le pied, en forme d'étrier. Il passe une de ses mains entre le bras et le jarret du malade, pour le lui soutenir, et de l'autre main il lui soutient le pied.

Pendant ce temps, j'introduis le cathéter jusque dans la vessie, comme j'ai dit qu'il faut introduire l'algalie, et je reconnais encore la pierre. Je fais écarter les deux genoux par les deux aides qui les soutiennent. A côté du malade est un troisième aide monté sur une chaise. Je relève le scrotum, et le lui donnant à soutenir avec ses deux mains, de manière qu'il évite de le meurtrir en l'appuyant contre le cathéter ou contre le pubis, je place les deux doigts index aux deux côtés de l'endroit où je dois faire l'incision : l'un des doigts appuie précisément le long de la branche de l'ischion qui fait l'un des piliers de la voûte formée par les deux os pubis, et l'autre appuie sur le raphé, de manière que la peau soit étendue et fixe.

En plaçant ainsi les doigts de l'aide-chirurgien qui soutient le scrotum, je n'ai point quitté le manche du cathéter. Je le tiens de manière qu'il fasse l'angle droit avec le corps du malade, et je suis certain que le bout est dans la vessie. Cette position est d'autant plus essentielle, que c'est la cannelure de cette espèce de sonde qui doit y conduire les autres instrumens. Si l'on tient le manche du cathéter incliné du côté du ventre, son bout sort de la vessie, et ne peut plus y conduire le gorgeret, qui alors passe entre lui et le rectum.

Le cathéter étant bien placé, je prends le lithotome des mains de l'aide-chirurgien qui tient les instrumens, et je le mets à ma bouche. J'appuie ensuite le bec du cathéter sur le rectum, et je reconnais avec le doigt index sa courbure, à travers l'épaisseur du périnée. L'incision que je vais faire doit se terminer à un pouce et demi plus bas que l'endroit où je sens le bas de la courbure du cathéter. Si l'on manque de porter cette incision assez bas, elle peut ne se pas trouver assez grande pour une grosse pierre; et l'on a été quelquefois obligé de l'allonger, parce que la pierre ne pouvait sortir; car la peau ne se déchire pas, et elle ne se prête pas facilement à son volume. Aussitôt je commence mon incision à la hauteur de la partie inférieure du pubis, et je la continue de haut en bas jusqu'au lieu que j'ai marqué. Je pousse ensuite la pointe du lithotome dans la cannelure du cathéter, et coupant de bas en haut sans que la pointe sorte de la cannelure, je fends la partie antérieure de l'urètre jusqu'à la hauteur de l'incision qui est à la peau.

Le bec du cathéter étant appuyé sur le rectum, je le relève et je l'appuie contre le pubis. Je tourne en même temps son manche du côté de l'aine droite, pour que la cannelure qui est à son bec regarde l'espace qui est entre l'anus et la tubérosité de l'ischion du côté gauche. Alors la pointe du lithotome descendant le long de la cannelure, je la fais couler le long du bec, en tournant le tranchant de manière qu'il regarde l'espace qui est entre l'anus et la tubérosité. Par cette incision je coupe exactement le bulbe de l'urètre : et la faisant sur les côtés, comme je viens de le dire, je ne puis couper l'intestin rectum (on l'a souvent ouvert faute d'avoir cette attention). Cette première incision étant faite, je ramène la pointe du lithotome dans la courbure du cathéter jusqu'à l'endroit où il fait saillie au périnée, et je l'y fais tenir par l'aide-chirurgien qui soutient le scrotum. Aussitôt je prends une grosse sonde canneléedont le bout est fait en bec comme celui du gorgeret (*fig.* 7). Je fais glisser ce bec sur la lame du lithotome jusque dans la cannelure du cathéter, et certain qu'il y est, je fais ôter le lithotome. Je fais couler le bec de cette sonde le long de la cannelure du cathéter jusque dans la vessie, et je retire le cathéter en portant son manche vers le ventre du malade. Je connais que la sonde à bec est dans la vessie, 1°. parce qu'elle a frappé le bout du cathéter qui est fermé ; 2°. parce qu'il coule de l'urine le long de la cannelure.

Je cherche la pierre avec cette sonde, et l'ayant trouvée, je distingue quel est son volume et quelles sont ses surfaces, pour choisir des tenettes plus fortes ou plus faibles, plus larges ou moins larges ; puis je tourne la cannelure vers l'intervalle qui est entre l'anus et la tubérosité de l'ischion. Je l'y appuie, et faisant couler dans cette cannelure un bistouri en forme de rondache (*fig.* 8), dont la lame, large de six lignes, n'a que sept ou huit lignes de longueur, je continue l'incison que le lithotome avait faite à l'urètre, et je fends entièrement la prostate sur le côté, ainsi que l'orifice de la vessie. Je puis assurer que l'introduction de ces deux instrumens dont les autres lithotomistes ne se servent pas, n'allonge pas l'opération d'un quart de minute, et que même elle en abrège le temps en rendant plus facile la dilatation qu'on va faire avec le doigt, et la sortie de la pierre. Le bistouri étant retiré, la cannelure de la sonde à bec sert à conduire le gorgeret jusque dans la vessie.

J'y porte le long du gorgeret mon doigt index, qui y entre très-facilement, parce que l'urètre et les prostates fendus ne résistent point à son intromission, et avec le doigt j'écarte le passage de la pierre proportionnellement à son volume que j'ai reconnu. La dilatation étant faite, je retire le doigt, je prends les tenettes convenables.

Je ne parle point de cette sonde à bec dans mon parallèle des différentes manières de tailler, parce que je ne l'ai imaginée que depuis qu'il est imprimé. Je trouve de grands avantages dans l'usage de cette sonde. Le premier est qu'elle se glisse très-facilement jusqu'au bout du cathéter, ce que ne fait pas toujours facilement le gorgeret dans les malades qui ont les prostates très-grosses : ainsi je suis plus sûr de la porter jusque dans la vessie. Le deuxième est que cette sonde à bec n'est pas si large que le gorgeret, et que par conséquent elle joue facilement dans le col de la vessie. Moyennant cette facilité, je reconnais la situation, le volume, et les surfaces de la pierre, comme je viens de le dire. Le troisième avantage de la sonde à bec, c'est qu'elle sert à conduire sûrement l'instrument avec lequel je fends l'urètre et la prostate, qu'on ne peut fendre avec le lithotome dont la largeur ne permet pas de le porter assez avant.

Dans mon parallèle, je ne parle point non plus de cette incision, parce que je ne la faisais pas alors. On y lit que, quelque incision que l'on fasse dans ce qu'on nomme le grand appareil, une portion de l'urètre et la prostate restent dans leur entier; qu'il faut que ces parties se déchirent par l'intromission du doigt, et qu'il faut introduire le doigt avec assez de ménagement, pour ne point faire trop de délabrement dans les parties qu'on déchire, et pour faire moins de douleur. Puisqu'il faut que tout le passage se fende depuis la fin de la première incision jusqu'à l'orifice de la vessie inclusivement, il vaut mieux le couper que de le déchirer. D'ailleurs, une pierre médiocrement grosse ne peut sortir sans dépouiller entièrement la prostate d'un côté ou même des deux, et sans la meurtrir considérablement : c'est ce qu'on peut voir dans les épreuves qui sont apportées dans le même parallèle. Il vaut donc mieux la fendre par une incision convenable, parce que l'incision est sûrement moins douloureuse que le déchirement. D'ailleurs, s'il doit s'en faire un, vu la sortie d'une pierre très-grosse, celui qui suit l'incision que j'ai faite, ne fait que la rendre plus large dans tout le trajet de la plaie, et il se fait avec beaucoup moins de contusion pour les prostates. Cette incision dirige donc le déchirement, au lieu que s'il se fait au hasard, c'est toujours avec beaucoup de contusion, comme on l'a dit, et d'irrégularité.

Un autre avantage qu'on retire de l'incision, et qu'on ne peut connaître qu'en opérant et en comparant, c'est la facilité avec laquelle on introduit le doigt, et avec laquelle on dilate le passage. Avant que je fisse cette incision à l'urètre et aux prostates, je sentais souvent beaucoup de difficulté à franchir avec mon doigt le col de la vessie qui est embrassé par les prostates, et quand elles étaient grosses et dures comme elles le sont quelquefois, je ne franchissais peut-être l'obstacle qu'aux dépens des tendons de la vessie et de la portion membraneuse de l'urètre qui, seuls, soutenaient tout l'effort de mon doigt, pour m'empêcher de refouler le col de la vessie vers son fond. L'incision de l'urètre et des prostates étant faite, on ne sent plus de difficulté à porter le bout du doigt jusque dans la vessie.

MÉTHODE DE M. DUPUYTREN.

DISPOSITION ANATOMIQUE.

Si, après avoir séparé le bassin du reste du tronc, on détache le péritoine de gauche à droite jusqu'au niveau de la ligne médiane, on incise les parties molles de la partie supérieure et interne de la cuisse, du côté gauche, et celles qui recouvrent en arrière la symphyse sacro-iliaque. Si l'on enlève l'extrémité gauche et la portion du bassin correspondante, par deux traits de scie, dont l'un tombe sur la symphyse sacro-iliaque, et l'autre sur le pubis, à quelque distance de la symphyse; le tissu cellulaire et une portion encore subsistante du releveur de l'anus étant enlevés, un cathéter ayant été introduit par l'urètre, et la vessie étant modérément distendue, on remarque ce qui suit :

1°. Un intervalle de trois pouces et quelques

lignes sépare la partie inférieure de la symphyse du pubis du sommet du coccyx; le rectum, la prostate avec la portion de l'urètre et le col de la vessie qu'elle embrasse, les ligamens antérieurs de la vessie et du tissu cellulaire, etc., remplissent et mesurent cet espace.

2°. Le rectum, dont le diamètre ordinaire est de quinze lignes environ, présente inférieurement deux portions; la première, longue à-peu-près de trois pouces, courbe et dirigée obliquement comme le sacrum et le coccyx, à la face antérieure desquels elle répond; la seconde, longue d'un pouce, droite, étendue de la pointe du coccyx à l'anus, ou à la peau de la région inférieure du tronc. Ces deux portions forment entre elles une courbure dont la convexité est tournée en avant et en haut vers l'arcade du pubis, la concavité en bas et en arrière vers la pointe du coccyx, qu'elle touche presque immédiatement. L'anus, dirigé verticalement ou seulement un peu oblique en bas et en arrière, est à quinze lignes du sommet du coccyx, non sur le même plan, mais à un pouce au-dessous.

3°. La prostate, épaisse d'un pouce, touche à la convexité de la courbure dont on a parlé, et appuie sur elle.

4°. Les ligamens antérieurs de la vessie, dont la longueur est d'un pouce, mesurent un espace au moins d'égale étendue, placé entre la symphyse du pubis et le col de la vessie.

5°. L'urètre arrive à celui-ci en décrivant, au-dessous et derrière le pubis, une courbe dont la convexité est obliquement dirigée en arrière et en bas vers le coccyx, la concavité en avant et en haut vers le pubis. La courbure de l'urètre et celle du rectum, disposées en sens inverse et tournées l'une vers l'autre par leur convexité, font entre elles un angle ouvert du côté du périnée; mais la concavité de la première ne touche point immédiatement la symphyse du pubis, elle en est séparée par un intervalle de dix lignes à un pouce.

6°. Le bulbe, enveloppé par les bulbo-caverneux et du tissu cellulaire, est à un pouce de l'anus ou environ: plus haut, il correspond, d'un côté, à la convexité de la courbure du rectum, dont il n'est séparé que par un intervalle de quelques lignes, de l'autre, au sommet de la prostate et à la portion membraneuse de l'urètre. Il se porte au-dessous de celle-ci presque horizontalement en arrière, et vers le rectum qu'il coupe à angle droit, tandis que la portion membraneuse elle-même se recourbe de bas en haut de manière à former avec lui un angle assez considérable, ouvert du côté du sacrum. La partie inférieure du rectum, la portion membraneuse de l'urètre et son bulbe forment ainsi une sorte de triangle tronqué à son sommet, et dont la base, représentée par le bulbe, correspond au périnée.

Si, ouvrant l'urètre sur la cannelure du cathéter, et introduisant dans la cavité de la vessie l'instrument tranchant, on incise en haut et en avant vers le pubis, en passant entre les ligamens antérieurs de la vessie, on obtient ainsi une ouverture qui permet aisément l'introduction de deux doigts. Si, d'un autre côté, on incise avec le même instrument la partie inférieure et latérale gauche de la prostate, suivant une direction oblique en bas et en dehors, mais seulement dans une étendue de quelques lignes, on a, sans intéresser le rectum, sans couper aucun vaisseau considérable, une ouverture large de plus de deux pouces, placée entre la symphyse du pubis en avant et la portion courbe du rectum en arrière. Lorsque l'incision faite à la paroi antérieure de la vessie s'élève d'un demi-pouce au-dessus des ligamens antérieurs de cet organe, il reste encore plus d'un pouce entre sa partie supérieure et le point jusqu'où descend le péritoine.

C'est sur cette disposition anatomique qu'est fondée la méthode de M. Dupuytren.

Opération.

Le malade étant attaché et placé comme pour l'opération ordinaire de la taille, un cathéter, cannelé sur sa convexité, est introduit dans la vessie, et confié à un aide qui est en même temps chargé du soin de relever les bourses ; le cathéter est maintenu dans une direction parfaitement verticale. L'opérateur alors, tenant de la main droite, et comme une plume à écrire, un bistouri ordinaire, tandis que de la gauche il tend la peau du périnée, fait à celui-ci, et dans la direction du raphé, une incision longue d'environ dix-huit lignes. Elle commence à deux pouces et demi environ au-devant de l'anus, et se termine à-peu-près à un pouce de cette ouverture. Une seconde incision, faite parallèlement à la première, et dans son fond, divise les muscles bulbo-caverneux et le tissu cellulaire graisseux qui remplit l'intervalle placé entre le bulbe de l'urètre en avant et le rectum en arrière : elle met à découvert la portion membraneuse de l'urètre. Dans un troisième temps de l'opération, on divise cette portion membraneuse dans toute son étendue, depuis le bulbe de l'urètre en avant, jusqu'au niveau du verumontanum en arrière, c'est-à-dire, dans une longueur d'un pouce à-peu-près. Le lithotome est alors introduit sur le cathéter, qu'on retire; puis le tranchant du premier étant tourné en haut et en avant vers la symphyse du pubis, l'opérateur, appuyant sur la bascule de l'instrument, le retire dans cette direction, et fait ainsi une dernière incision qui intéresse, 1°. le col de la vessie et la partie inférieure de la paroi antérieure de son corps, dans une étendue variable pour ainsi dire à volonté; 2°. la partie la plus reculée de la paroi supérieure de l'urètre, la partie supérieure de la prostate, le tissu cellulaire placé entre les ligamens antérieurs de la vessie et les rameaux artériels ou veineux qui se trouvent dans ce trajet.

Il résulte de cette opération une plaie dont la forme générale est celle d'un triangle disposé de la manière suivante : Le sommet correspond à la partie antérieure et inférieure du corps de la vessie; la base à la peau du périnée ou à l'incision extérieure. Le côté antérieur s'étend obliquement de l'angle antérieur de la première incision ou de l'incision externe, à la partie antérieure et inférieure de la vessie, en traversant l'espace qui sépare la vessie de la symphyse du pubis; et en passant entre les ligamens antérieurs de la première; on trouve dans le trajet qu'il mesure, en procédant de bas en haut, la peau du périnée et les bulbo-caverneux, le bulbe de l'urètre, le ligament sous-pubien, la symphyse du pubis, les ligamens antérieurs de la vessie, le tissu cellulaire et le réseau vasculaire qui correspond à ces diverses parties. Le côté postérieur mesure l'espace compris entre l'angle postérieur de l'incision externe et la partie antérieure et inférieure de la vessie. De l'un à l'autre de ces deux points, les objets que l'anatomie indique sont, en procédant encore de bas en haut, la peau du tissu cellulaire graisseux, le plan musculeux qui résulte de la réunion et de l'entrelacement des fibres du sphincter externe, des bulbo-caverneux et des transverses, la partie inférieure de la prostate avec celle de la portion de l'urètre que cette glande embrasse, la partie postérieure du méat urinaire, la partie supérieure du col de la vessie et de la prostate, la partie inférieure de la paroi antérieure de cet organe; toutes parties intéressées par le bistouri ou le lithotome, à l'exception de la partie inférieure de la prostate avec la paroi de l'urètre qui lui correspond. A-peu-près au centre de la plaie se trouve la portion membraneuse de l'urètre, dont les parois supérieures et inférieures sont en même temps divisées. Les calculs, pour être extraits, ont donc à traverser une première ouverture dont la direction est à-peu-près verticale, et qui répond à la partie supérieure du col de la vessie et à la partie antérieure et inférieure de son corps ; une seconde, un peu oblique en haut et en arrière comme la portion membraneuse de l'urètre à laquelle elle appartient ; une troisième, horizontale, correspondant à la peau du périnée. Après avoir obtenu, par les incisions pratiquées comme on l'a dit plus haut, une plaie de la forme qui a été indiquée, il ne reste, si la pierre est peu volumineuse, qu'à la charger et à l'extraire, ce que l'on fait à la manière ordinaire.

Dans le cas où le volume de la pierre est considérable, avant de chercher à l'extraire, on doit agrandir *l'incision faite à l'urètre* par une autre incision, qui, partant de l'angle postérieur de la première, se dirige obliquement de haut en bas, de dedans en dehors, et d'avant en arrière, vers la tubérosité de l'ischion, mais sans que la peau se trouve de nouveau intéressée. Par-là, on prolonge en quelque sorte l'incision faite à la partie supérieure du col et au corps de la vessie, mais dans une direction un peu différente. A la partie inférieure du côté postérieur de l'espèce de triangle représenté par la plaie, on ne trouve plus la partie inférieure du col de la vessie et celle de la prostate intactes, mais l'une et l'autre divisées par une nouvelle incision, faisant, avec celle qui intéresse en haut les mêmes parties, un angle fort obtus, ouvert en dehors et un peu en arrière. La seule ouverture où l'on pût trouver des obstacles à l'extraction de la pierre, offre alors un passage libre et facile, et l'opération est achevée presque aussitôt, à moins que la pierre ne présente quelque chose d'extraordinaire.

S'il survient une hémorragie, ou si on la redoute, quoiqu'elle ne puisse jamais entraîner de suites fâcheuses, on doit cependant l'arrêter, ou songer à la prévenir. Pour atteindre ce but, sans exposer le malade aux inconvéniens et aux dangers du tamponnement ordinaire, M. Dupuytren se sert d'une canule et d'une espèce de petit sac, noué sur elle à l'une de ses extrémités. En voici la description : plus loin on verra la manière de s'en servir. La canule est longue de quatre pouces et demi environ; elle est cylindrique, son diamètre est de quatre lignes; celle de ses extrémités qui doit correspondre à la plaie est arrondie et percée d'une ouverture circulaire qui a deux lignes de diamètre. A une petite distance en existent deux autres pratiquées latéralement : celles-ci sont ovales; leur plus grand diamètre, dirigé suivant l'axe de la canule, a quatre lignes d'étendue. Au-dessus d'elles, à la distance d'une ligne et demie, et en s'éloignant de l'extrémité dont il est question, est creusée une rainure circulaire, au fond de laquelle en existent plusieurs autres fort petites. La portion de la canule comprise entre ce dernier point et l'extrémité correspondante, est longue de six à sept lignes. L'extrémité opposée est coupée perpendiculairement à l'axe de la canule; le diamètre de l'ouverture qu'elle offre est le même que celui de l'instrument, moins l'épaisseur des parois, qui d'ailleurs est peu considérable. Elle présente un petit rebord aplati, qui semble formé par les mêmes parois renversées en dehors, et auquel sont adaptés et comme soudés deux anneaux ou petites anses, placés sur la même ligne que les ouvertures ovales de l'autre extrémité. Le sac a un peu plus de longueur que la canule; il est formé de deux pièces de linge fin, qui représentent chacune un triangle tronqué, large d'un pouce et demi à son sommet, et de trois à sa base, et dont les côtés correspondans sont unis par deux coutures, tandis que la base et le sommet, restés libres, forment, aux extrémités de cette espèce de sac, deux ouvertures d'inégale grandeur. — Le sac et la canule, tels qu'on vient de les décrire, étant disposés, l'extrémité de la canule qui doit correspondre à la plaie est engagée dans la plus petite des ouvertures du sac, et poussée dans l'intérieur de celui-ci jusqu'à ce qu'il dépasse à-peu-près d'une ligne la rainure de la canule, sur laquelle il est solidement attaché à l'aide d'un fil. Il est alors renversé sur lui-même, de manière à renfermer en quelque sorte dans sa propre cavité les coutures qui en unissent les deux pièces, et à couvrir la canule dans toute son étendue, à l'exception de la partie qui y avait été d'abord engagée : celle-ci redevenue libre, doit pénétrer dans la vessie; elle offre pour l'écoulement des urines les trois ouvertures dont il a été parlé. Un petit cordon, passé dans chacune des anses de l'extrémité opposée, complète l'appareil, qui, au reste, a dû être préparé avant l'opération. — L'instant de s'en servir étant venu, le sac et la canule sont introduits dans la plaie; mais le premier seul en touche immédiatement les bords. La plus grande partie de la canule est renferméedans le sac; celle qui ne s'y trouve pas, placée au-delà de la rainure, est libre dans la cavité de la vessie. On pousse, entre le sac et la canule, des bourdonnets de charpie molle, en plus ou moins grande quantité, suivant que l'on veut exercer une compression plus ou moins forte, et à l'aide d'une main, tandis que de l'autre on exerce sur le sac une légère traction. Par-là l'hémorragie se trouve efficacement prévenue ou arrêtée : la pression est douce, égale par-tout, et la plaie se trouve à l'abri d'une irritation trop souvent funeste.

Après l'opération, le malade est traité comme à la suite de la taille suivant la méthode ordinaire.

Avantages, inconvéniens et conclusion.

La méthode de M. Dupuytren a pour objet principal d'éviter l'hémorragie ; or, il est évident qu'elle ne peut jamais en occasionner de graves : en effet, elle n'intéresse que les sous-divisions des vaisseaux honteux et de quelques autres qui se distribuent à la vessie ; le tronc de ces vaisseaux est loin de l'endroit où se pratiquent les incisions, et ne peut jamais être atteint par l'instrument ; mais est-elle également avantageuse sous tous les autres rapports ? La pierre, quel que soit son volume, peut toujours sortir aisément de la cavité de la vessie ; mais peut-elle franchir avec une égale facilité la plaie faite à la partie membraneuse de l'urètre ? Celle-ci est-elle assez susceptible de dilatation ou de résistance pour ne pas se rompre à l'instant où la pierre la traverse ; et si elle se déchire, cet accident n'entraîne-t-il aucun danger? — Telles sont les objections qui se présentent contre la méthode de M. Dupuytren. Mais de deux choses l'une : ou le calcul est très-volumineux, ou il l'est peu. Examinons ces deux cas.

Si le calcul est de volume médiocre, on ne peut rencontrer aucune difficulté, on n'a à redouter aucun accident, l'état anatomique des parties le prouve d'une manière évidente, et l'expérience ne le dément pas : les tenettes sont introduites, la pierre chargée et extraite presque aussitôt, et la nouvelle méthode offre tous les avantages du grand appareil, sans en avoir les inconvéniens.

Si le calcul se présente avec des dimensions considérables, il n'en est plus ainsi ; la méthode n'est plus aussi heureuse ; il semble même qu'elle est dangereuse et nuisible. Mais non ; on a lu, et on verra dans les observations suivantes qu'il est possible, dans ce cas, d'obtenir, par des incisions secondaires, un passage au moins aussi large que dans toute autre manière de tailler. L'ouverture qui correspondait à l'urètre est agrandie pour ainsi dire à volonté, et il n'existe plus d'obstacle par étroitesse dans le trajet que la pierre doit parcourir: d'un autre côté, la plaie n'intéressant plus seulement la portion membraneuse de l'urètre, celle-ci, s'il faut encore de légers efforts pour l'extraction de la pierre, n'a plus seule à les supporter; ils s'exercent en même temps sur la portion que soutient le tissu ferme et solide de la prostate, sur le corps de la vessie luimême, et des pierres dont les dimensions paraissaient énormes, peuvent être extraites sans rupture, sans dilacération des parties, avec plus de facilité même que dans la méthode ordinaire.

En effet, le col de la vessie et la prostate ne se trouvent pas seulement incisés en bas et en dehors, ils le sont aussi en haut, et la plaie qui pénètre dans la vessie, prend par-là des dimensions nécessairement supérieures à celles que l'on obtient par la méthode suivie jusqu'à ce jour.

Que si l'on supposait que la nouvelle méthode, après l'incision qui intéresse en bas le col de la vessie et la prostate, rentre dans la méthode ordinaire et n'offre plus d'autres avantages, on se tromperait évidemment. Il est vrai que, dans l'une comme dans l'autre, il y a une incision faite en bas, en dehors et en arrière, au col de la vessie et à la prostate ; mais, d'un côté, on est forcé de prolonger beaucoup en arrière l'incision, pour obtenir une ouverture convenable ; de l'autre, une incision de quelques lignes seulement est, pour les cas ordinaires, plus que suffisante. Dans l'une des deux méthodes, l'incision dont on parle fait la base de l'opération ; dans l'autre, elle n'en est point la partie principale ; elle n'est qu'une incision secondaire, destinée à en agrandir une autre (l'état extérieur de la plaie, d'ailleurs, n'a point changé : les vaisseaux qu'il est dangereux de blesser, sont toujours restés à l'abri de l'instrument) : en suivant la première, l'intestin rectum a souvent été lésé ; en pratiquant la seconde, il est tout-à-fait hors de danger ; et c'est un avantage qui n'est pas moins important que celui de prévenir l'hémorragie.

Mais deux plaies sont faites à l'urètre, une en haut, l'autre à sa paroi inférieure. Il est peut-être à craindre qu'une double cicatrice ne donne lieu à un rétrécissement du canal, tel que la rétention d'urine en soit une suite nécessaire. Ici l'expérience nous apprend que les conduits excréteurs s'oblitèrent avec une extrême difficulté, et qu'une inflammation long-temps prolongée, ou une plaie avec perte de substance, peuvent seules amener ce résultat. Après la taille suivant la méthode dont on parle, il y a plaie et inflammation; mais l'une a le caractère aigu, les autres se présentent avec celui de la plus grande simplicité, quand l'opération a été bien faite, et deux ne peuvent pas plus qu'une seule pour l'effet qu'on redoute. La muqueuse qui tapisse le canal met un obstacle presque invincible à son oblitération, et le cours des urines, qui bientôt se rétablit, la rend tout-à-fait impossible.

Quant à ce que l'on dit, que le releveur de l'anus n'étant point incisé, et conservant par-là toute sa force de contraction, tendra à rapprocher le col de la vessie de la symphyse du pubis, à rétrécir ainsi le passage que doit franchir le calcul, et à gêner au moins l'opérateur dans ses manoeuvres; il faut se rappeler que la majeure partie des fibres du releveur de l'anus ne vont point de la symphyse du pubis, etc., à la prostate ou au col de la vessie, mais des mêmes points au rectum: or, si elles peuvent agir sur la vessie et la prostate de manière à nuire au succès de l'opération, ce n'est toutefois que secondairement. Il existe bien des fibres tendues immédiatement entre le col de la vessie ou la prostate, et les points d'insertion qui ont été indiqués; mais elles sont en petit nombre, et si peu considérables, que bien des anatomistes les ont négligées dans leurs descriptions : d'ailleurs, elles sont en partie coupées dans l'incision oblique. Il est vrai qu'elles restent intactes quand celle-ci n'est pas pratiquée; mais alors aucune d'elles ne se trouvant en contact, soit avec le lithotome, soit avec les tenettes, etc., elles ne sont soumises à l'influence d'aucune cause irritante capable d'en déterminer la contraction spasmodique.

Enfin, le peu d'espace qui sépare en arrière le bulbe de l'urètre de l'intestin rectum, ne doit point arrêter : les parties étant toutes mobiles et très-dilatables, la pierre ne peut trouver là d'obstacle à son passage. Quels inconvéniens d'ailleurs entraînerait l'incision du bulbe, si l'on manquait d'espace, ou celle de l'urètre, pratiquée de côté, au-dessus et en avant du bulbe sans intéresser celui-ci, si on redoutait de le faire?

Ainsi la nouvelle méthode, telle que M. Dupuytren la pratique, met à couvert le rectum, et sur-tout prévient l'hémorragie : c'est son objet principal, et un avantage qui lui est propre. Simple, facile et sans danger dans son exécution, elle paraît exempte des inconvéniens de toutes celles qui ont été proposées jusqu'à ce jour. Mais il faut de nouveaux essais, de nouveaux faits; une plus longue expérience peut seule décider de ce qu'elle est effectivement. Pour nous, qui ne nous sentons point appelés à la pratique des grandes opérations, mais à qui les intérêts de l'humanité n'en sont pas moins chers, nous faisons des vœux pour que l'habitude ou l'amour-propre ne portent point à fermer les yeux sur les objets que nous proposons à l'attention des gens de l'art... Que si l'on rejette comme trop vieux ce que nous présentons d'un côté, et comme trop nouveau ce que nous offrons de l'autre, ce sera aux jeunes praticiens que nous en appellerons. Dégagés de tout intérêt personnel, libres de toutes préventions, ils n'ont à faire aucun sacrifice; le seul désir d'être utiles les anime; ils n'éprouvent que la passion de la vérité: qui mieux qu'eux pourra juger cet ouvrage?

PREMIÈRE OBSERVATION

(Recueillie par M. MANOURY).

Cuitrah (Denis), âgé de onze ans, d'un tempérament sanguin, d'une très-bonne constitution, ressentit, trois ans avant d'entrer à l'Hôtel-Dieu, des douleurs dans la vessie. Ces douleurs, d'abord légères, n'empêchaient point l'enfant de se livrer aux plaisirs de son âge; mais, six mois après, elles augmentèrent beaucoup: elles étaient plus vives lorsque le malade montait en voiture, plus vives après avoir uriné qu'avant, et dans ce cas moins vives qu'en urinant. Pendant l'excrétion des urines, cet enfant éprouvait un sentiment d'ardeur et de cuisson au bout de la verge. Il y a un an, le besoin d'uriner se fit sentir plus souvent; le jet des urines se trouvait quelquefois arrêté tout-à-coup: alors le malade était en proie aux plus vives douleurs; il poussait des cris, s'agitait en tous sens, et se *tortillait*, comme il le dit lui-même: l'urine reprenait son cours, lequel était suspendu de nouveau, pour continuer encore, jusqu'à ce que la vessie se fût débarrassée de l'urine qu'elle contenait. Vers cette époque, le malade éprouvait des picotemens continuels au bout de la verge; il y portait souvent la main, il y exerçait quelques frottemens, et se trouvait pour un moment soulagé. Alors ses parens le conduisirent chez un médecin distingué. Celui-ci le sonda, et reconnut la présence d'une pierre dans la vessie; mais il ne l'opéra pas: le malade retourna chez lui, et il y resta pendant cinq mois, éprouvant

11

les mêmes accidens, mais à un plus haut degré. Il observa seulement alors que les urines étaient troubles et fétides : il y avait, dit-il, au fond des vases qui les recevaient, des glaires qui filaient; il y remarquait souvent des pierres plus petites que des grains de sable. L'urine, en traversant le canal de l'urètre, faisait éprouver au malade une douleur semblable à celle qu'aurait prdouit le passage de globules de feu. Lorsqu'il avait fait de longues courses, il urinait quelquefois du sang. Ce malade vint à l'Hôtel-Dieu le 16 octobre 1817. M. Dupuytren le sonda le lendemain de son arrivée, et le bec de la sonde heurta contre un calcul existant dans la vessie. L'opération fut proposée au malade, qui l'accepta, et y fut préparé par des bains, des lavemens et par la diète. Elle fut pratiquée le 28 octobre 1817. M. Dupuytren employa la méthode qui lui est propre, c'est-à-dire, que le malade ayant été placé et fixé comme pour la taille ordinaire, les bourses étant relevées, et le cathéter tenu par un aide dans une direction parfaitement verticale, il incisa au-devant de l'anus sur la ligne médiane et dans la direction du raphé, mit à découvert la portion membraneuse de l'urètre, l'ouvrit dans toute son étendue, introduisit le lithotome sur la cannelure du cathéter, retira ce dernier, dégagea la lame du premier par un mouvement de pression sur sa bascule, dirigea l'instrument de manière que le tranchant de sa lame regardait vers le pubis en haut et en avant, le retira dans cette directiou, et fit ainsi une dernière incision qui dut intéresser la partie supérieure du col de la vessie, etc. On ne fut point obligé d'agrandir par des incisions secondaires; mais l'opération fut longue et douloureuse, pour des circonstances tout-à-fait étrangères à la nouvelle méthode, et que voici : Un des calculs (il y en avait deux), très-friable, fut brisé par les pinces et retiré par parcelles, ce qui nécessita l'introduction répétée des tenettes; l'autre put être saisi et retiré d'un seul coup. Celui-ci était libre au milieu de la vessie; celui-là s'était creusé, aux environs du col de la vessie, une poche particulière dans laquelle les tenettes ne pouvaient entrer qu'en partie. Les débris du calcul contenu dans la poche accidentelle, réunis, formaient un calcul de grosseur ordinaire; l'autre était à-peu-près de même volume, et paraissait être de même composition.

On ne lia point de vaisseaux. Au commencement de l'opération, du sang jaillit de l'angle supérieur de la plaie. Ce sang s'arrêta de lui-même presque aussitôt; on mit un linge sur la plaie, et le malade fut porté à son lit. Deux heures après l'opération, il eut des envies de vomir, et éprouva un sentiment de pesanteur vers l'estomac et de légères douleurs dans le bas-ventre; mais point de fièvre, point de frissons: les autres symptômes disparurent au bout de quelques heures..... Ecoulement d'urine légèrement sanguinolente par la plaie, accompagné de douleurs assez vives. — Petit lait, diète absolue. — Sommeil pendant la nuit, laquelle fut assez calme.

Second jour. Douleurs dans la vessie à la pression; quelques gouttes d'urine coulent par la verge, en y faisant naître des picotemens; l'urine coule limpide par la plaie: celle-ci est en bon état.

Troisième jour. Toute l'urine s'écoule par la plaie; elle est abondante, limpide: légères douleurs dans la vessie.

Quatrième jour. Même état. — Grand appétit, deux soupes. — Urines fétides, langue rouge, soif vive, chaleur à la peau, pouls dans l'état naturel: tisane de lin, dans laquelle on met de la réglisse. — Le malade urine un peu par la verge. — Deux soupes.

Cinquième jour. Tout rentre dans l'ordre naturel; plus

de douleur au ventre; les urines coulent seulement par la plaie.

Sixième jour. Les urines passent par la plaie et par la verge.

Septième jour. On retire deux petits graviers qui viennent se présenter à l'ouverture de la plaie.

Onzième jour. On retire un petit calcul de la grosseur d'une petite noisette, resté à l'ouverture de la plaie. L'urine continue à couler par la plaie et par la verge.

Douzième jour. On retire un autre petit calcul gros comme une lentille. Une plus grande quantité d'urine s'écoule par la verge, et cette quantité augmente de jour en jour.

Dix-huitième jour. La plaie est réduite à la moitié de son étendue primitive; presque toute l'urine coule par la verge.

Dix-neuvième jour. La plaie ne donne plus passage qu'à quelques gouttes d'urine.

Depuis cette époque, il ne se passa rien de remarquable; la plaie fit de jour en jour de nouveaux progrès vers la guérison; et Cuitrah sortit de l'hôpital le 4 décembre 1817, guéri de sa plaie et de sa maladie, et n'éprouvant plus aucune espèce de douleur.

Seconde Observation

(Recueillie par M. DEVIENNE).

Gaulier (Amédée), âgé de huit ans, d'une constitution délicate, avait toujours joui d'une mauvaise santé jusqu'à l'âge de dix-huit mois, et fait à cette époque une maladie grave et de longue convalescence. C'était, dit-on, une fièvre putride. Vers la fin de sa troisième année, il commença à ressentir des douleurs du côté de la vessie, à éprouver des envies fréquentes d'uriner, et de la douleur en urinant : le jet des urines était brusquement interrompu, et la douleur plus vive après l'excrétion des urines. Cependant les douleurs ayant augmenté au point de jeter le malade dans un grand état de faiblesse et de maigreur, ses parens l'amenèrent à Paris. Ils consultèrent un chirurgien d'un des principaux hôpitaux de cette ville : et celui-ci ayant reconnu la présence d'un calcul dans la vessie, conseilla l'opération : les parens y consentirent. On prit quelques jours pour y préparer le malade, et elle fut ensuite pratiquée suivant le procédé de Frère Cosme : il s'écoula beaucoup de sang; les recherches pour trouver la pierre furent longues et pénibles, mais infructeuses; la pierre ne put être trouvée. Cependant la plaie se cicatrisa en trente-trois jours, les urines seulement étaient catarrheuses, et l'on pouvait penser que la pierre, d'un très-petit volume, avait été entraînée par l'urine ou la suppuration; mais, au bout de six semaines, tous les symptômes de l'affection calculeuse se renouvelèrent, et avec plus d'intensité qu'auparavant; toutefois il y avait encore des alternatives de calme et de tranquillité. Mais il y a trois mois, les douleurs devinrent excessives; elles jetèrent le petit malade dans un état de faiblesse et de dépérissement extrême, et il fut obligé de garder le lit. Les urines étaient redevenues glaireuses, et des gens de l'art consultés, avaient pris l'affection pour un catarrhe vésical. C'est dans cet état de choses que les parens de l'enfant revinrent à Paris pour avoir l'avis de M. Dupuytren... M. Dupuytren sonda le malade, trouva un calcul qui lui parut être d'un assez gros volume, et conseilla de pratiquer l'opération le plus tôt possible. Les parens l'acceptèrent sans hésiter. Quelques jours furent pris pour y préparer le malade; et, le 7 décembre 1817, elle fut pratiquée de la manière suivante. Le malade, placé sur une table disposée à cet effet, attaché au moyen des liens ordinaires, et tenu par des aides, un cathéter fut introduit dans la vessie et confié à un aide, qui était en même temps chargé du soin de relever les bourses : uue première incision fut pratiquée à la peau du périnée, suivant la direction du raphé; dans une seconde incision, le tissu cellulaire compris entre le bulbe de l'urètre en avant et le rectum en arrière, fut coupé; dans une troisième, on divisa la partie inférieure de la portion membraneuse de l'urètre, puis on introduisit dans la vessie le lithotome caché, sur la cannelure du cathéter; alors appuyant sur la bascule de l'instrument, l'opérateur le retira dans une direction telle, que le tranchant de la lame en était tourné en haut et en avant, de manière à inciser le col de la vessie, etc., vers la symphyse du pubis. Les tenettes furent introduites, mais la pierre ne put être extraite; l'ouverture que l'on venait d'obtenir était trop étroite, il fallut l'agrandir. Pour cela, on pratiqua une nouvelle incision à l'aide d'un bistouri droit boutonné : elle commençait à l'angle postérieur de celle pratiquée à l'urètre, et se dirigeait obliquement de haut en bas, de dedans en dehors, et de devant en arrière. On introduisit alors un gorgeret sur lequel les tenettes furent conduites dans la vessie; la pierre fut chargée aussitôt, et retirée après de légers efforts, quoique saisie dans le sens de son plus grand diamètre. Elle était du volume d'un gros œuf de pigeon, d'une consistance fort considérable, et pesait environ sept gros. Pendant l'opération, il s'écoula une demi-palette de sang au plus. Le bouton fut introduit dans la vessie pour s'assurer s'il n'y existait point d'autres calculs, et on n'en trouva plus. — Dans la crainte d'une hémorragie consécutive, on fit le tamponnement, au moyen d'une canule d'argent et d'un petit sac de toile fine, attaché à l'extrémité de la canule, introduit au fond de la plaie, et rempli de bourdonnets de charpie, qui comprimaient par-tout également sans toucher immédiatement les parties, ni les irriter. La canule fixée à un bandage, le malade fut reporté dans son lit, et couché dans une position telle, que les muscles se trouvassent dans le plus grand relâchement possible. On lui donna pour boisson de la décoction de graine de lin édulcorée avec du sirop de guimauve, et deux bouillons dans la journée. On appliqua des flanelles sur le ventre.

Premier jour. Quelques instans après l'opération, il sort par la verge plusieurs gouttes de sang, qui produisent une sensation très-douloureuse. — Point de fièvre; pouls fort, mais régulier. — Les urines passent par la canule; elles sont pendant quelques heures teintes de sang, puis elles deviennent limpides. Le malade, quand il souffre, se tiraille la verge, et en presse l'extrémité. Une légère douleur se fait sentir dans la région de la vessie; mais elle n'augmente point à la pression. Le malade rend beaucoup de gaz stercoraux dans la journée : leur expulsion est accompagnée de douleurs vives, qui, d'abord ressenties du côté de l'anus, se propagent jusqu'à la verge. — La douleur du bas-ventre diminue, et le malade est bien. Pendant la nuit, il y a quelques heures de sommeil; mais, par intervalles, le malade se plaint de légères douleurs au bas-ventre. Ces douleurs paraissent avoir leur siége dans la vessie, mais elles n'augmentent point par la pression. On substitue aux flanelles des cataplasmes émolliens. Les urines s'écoulent facilement par la canule; elles sont limpides. Le malade n'a point de fièvre : la tête et la poitrine sont libres de toute espèce de douleur.

Deuxième jour. Les douleurs du bas-ventre ont cessé entièrement. — Point de fièvre. — Pour boisson, on donne de la décoction d'orge et de chiendent édulcoré avec du miel : les cataplasmes sont renouvelés trois fois par jour. — Sommeil pendant la nuit.

Troisième jour. Il y a de l'agitation ; le pouls devient un peu dur et la face colorée. Quelques légères douleurs se font sentir du côté de la plaie. Le malade a une selle liquide, mais peu abondante. Quelques heures après, quelques gouttes de sang sortent par la canule ; une légère douleur se fait sentir à la vessie. Il s'écoule un peu de sang qui paraît artériel. Pendant plusieurs heures, la canule ne donne plus passage aux urines ; la douleur à la vessie augmente : alors on examine la plaie, où on trouve un caillot de sang long de deux à trois pouces. Ce caillot étant retiré, les urines coulent ; la douleur à la vessie cesse, et le malade, le reste du jour, est dans un calme parfait. — On continue la même boisson ; on ne donne que deux bouillons très-légers. — La nuit est bonne.

Quatrième jour. Point de douleur au bas-ventre, point de fièvre ; sommeil tranquille. Le malade demande des alimens : on permet l'usage de bouillon avec de la crème de riz ; on continue la même boisson et les cataplasmes. La nuit est calme ; il y a quelques heures de sommeil.

Cinquième jour. Agitation, léger mouvement fébrile ; face un peu colorée, chaleur à la peau, soif vive. Cet état se continue depuis le matin jusqu'à quatre heures du soir. Tout le jour il s'écoule du pus, qui entraîne avec lui le sang dont l'appareil était imbibé. La tuméfaction qu'avait déterminée la phlogose des bords de la plaie, n'existe plus.

La canule se détache : il n'en reste plus que quelques lignes dans la plaie, qu'elle irrite; on l'ôte. Les parties sont lavées; aucun écoulement de sang n'a lieu, la plaie paraît vermeille. — Le soir, il y a une selle assez abondante. Le malade rend beaucoup de gaz stercoraux. — Calme parfait. — Sommeil pendant toute la nuit. — Même prescription.

Sixième jour. Les lèvres de la plaie se sont rapprochées; quelques gouttes d'urine commencent à passer par la verge. On cesse l'emploi des cataplasmes sur le ventre; on continue la même boisson; on permet l'usage d'alimens solides en petite quantité. A dater de ce jour, le malade n'éprouve plus d'accidens; la plaie marche rapidement vers la cicatrisation.

Le quinzième jour, les deux tiers au moins des urines passent par la verge; la cicatrisation de la plaie extérieure est presque complète. Le malade se lève, il n'est qu'un peu faible : il est gai, il a de l'appétit, toutes ses fonctions se font bien; au bout de quelques jours sa guérison est achevée, et ses parens l'emmènent à la campagne.

EXPLICATION DE LA PLANCHE.

Instrumens de Cheselden.

Fig. 1. Elle représente le cathéter recourbé et cannelé.

A. Le manche.

B. La partie droite.

C. La partie recourbée.

D. Le bec de la sonde, lequel est droit.

Fig. 2. Couteau pour inciser : la pointe est précisément à une égale distance des deux bords.

Fig. 3. Elle offre dans toute sa longueur la partie concave du gorgeret.

A. Le manche tourné de côté pour l'introduction plus facile des tenettes.

B. La partie concave.

C. Le bord de la crête à l'extrémité étroite du gorgeret.

Fig. 4. Elle représente les grandes tenettes.

A. Clou à vis à l'union des branches.

B. Les lames.

C. Partie droite du manche.

D. La partie recourbée.

E. Demi-anneau.

F. Anneau entier, terminant les branches.

Fig. 5. Elle représente les petites tenettes que Cheselden employait dans la plupart de ses opérations.

A. Les lames ne se touchent pas exactement à l'extrémité, la partie où elles s'unissent étant disposée de manière à les en empêcher.

Fig. 6. Sonde droite, proposée par M. Thomson.

L'extrémité antérieure de la cannelure dans la sonde courbe peut se terminer à un arrêt semblable à celui représenté dans la figure de la sonde droite.

Instrumens de Le Dran.

Fig. 7. Directeur droit.

Fig. 8. Bistouri.

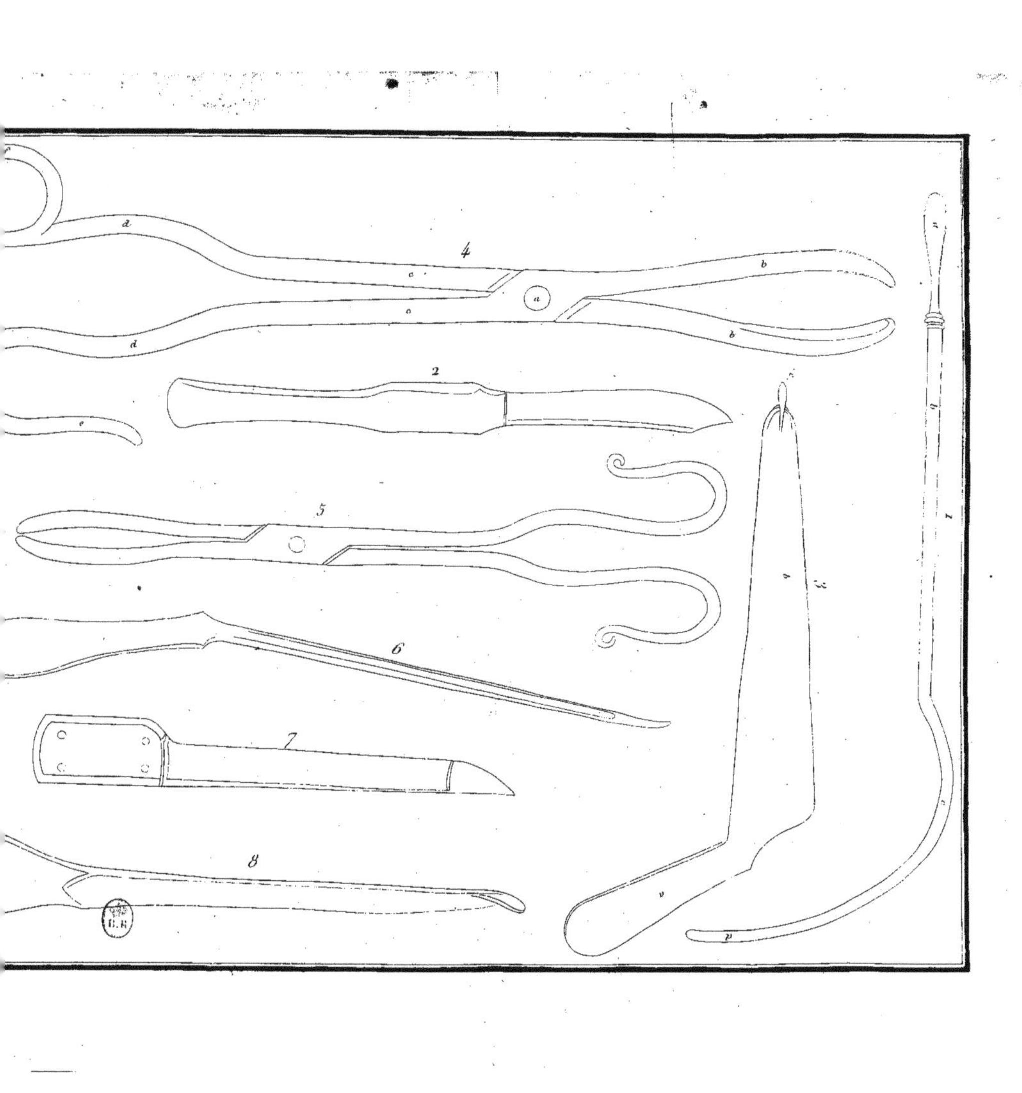

TABLE DES MATIÈRES
CONTENUES DANS CET OUVRAGE.

FIN DE LA TABLE.

www.ingramcontent.com/pod-product-compliance
Ingram Content Group UK Ltd.
Pitfield, Milton Keynes, MK11 3LW, UK
UKHW022106260726
13993UKWH00001B/339